皮肤镜诊断图谱
Diagnostic Dermoscopy
The Illustrated Guide

原　著　Jonathan Bowling

主　审　朱学骏

主　译　邹先彪

译　者（以姓氏笔画为序）

马　天	中国人民解放军总医院第一附属医院
尤　艳	哈尔滨医科大学附属第四医院
仇　萌	中国人民解放军总医院第一附属医院
刘中华	中国人民解放军总医院第一附属医院
吕成志	大连市皮肤病医院
乔建军	浙江大学附属第一医院
李炳旻	中国人民解放军总医院
李　蕾	中国人民解放军总医院第一附属医院
杨旭芳	中国人民解放军总医院第一附属医院
杨宇光	中国人民解放军总医院第一附属医院
吴佳怿	华中科技大学同济医学院附属协和医院
邹先彪	中国人民解放军总医院第一附属医院
陈虹霞	中国人民解放军总医院第一附属医院
辛琳琳	山东省千佛山医院
张　凡	北京积水潭医院
张云杰	中国人民解放军总医院第一附属医院
林景荣	大连医科大学附属第一医院
周沁田	中国人民解放军总医院第一附属医院
赵　妍	中国人民解放军总医院第一附属医院
徐　薇	首都医科大学附属北京友谊医院

人民卫生出版社

图书在版编目（CIP）数据

皮肤镜诊断图谱/（英）乔纳森·鲍林（Jonathan Bowling）原著；邹先彪主译.—北京：人民卫生出版社，2017

ISBN 978-7-117-25292-8

Ⅰ.①皮… Ⅱ.①乔…②邹… Ⅲ.①皮肤病-镜检-图谱 Ⅳ.①R751.04-64

中国版本图书馆 CIP 数据核字（2017）第 245298 号

人卫智网	www.ipmph.com	医学教育、学术、考试、健康，购书智慧智能综合服务平台
人卫官网	www.pmph.com	人卫官方资讯发布平台

皮肤镜诊断图谱

主　　译：邹先彪

出版发行：人民卫生出版社（中继线 010-59780011）

地　　址：北京市朝阳区潘家园南里 19 号

邮　　编：100021

E - mail：pmph @ pmph.com

购书热线：010-59787592　010-59787584　010-65264830

印　　刷：廊坊一二〇六印刷厂

经　　销：新华书店

开　　本：889×1194　1/16　印张：10

字　　数：316 千字

版　　次：2017 年 11 月第 1 版　2024 年 5 月第 1 版第 5 次印刷

标准书号：ISBN 978-7-117-25292-8/R·25293

定　　价：110.00 元

打击盗版举报电话：**010-59787491　E-mail：WQ @ pmph.com**

（凡属印装质量问题请与本社市场营销中心联系退换）

序

皮肤病是一门以形态学为基础的学科，既往的临床诊断多依赖于皮肤科医生的裸眼观察，在无法确诊时通常会采用皮肤活检的方式进行病理学诊断。但当皮损数量多或病损范围大或皮损位于暴露部位时，患者对皮肤活检的依从性往往会明显降低，因此，国内外皮肤科学界一直在致力于无创快捷的皮肤影像学检查技术的开发和临床应用。皮肤镜作为一种皮肤影像学技术，具有便携使用、快速诊断的特点，在近二十年的发展中其理论体系和临床应用业已成熟，近几年在我国皮肤科学界的发展势头也十分迅猛。与此同时，皮肤科医生也需要一本实战性很强的皮肤镜诊断书籍作为参考以指导临床实践工作。

本书原著 *Diagnostic Dermoscopy：The Illustrated Guide*

是一本内容翔实、图文并茂、实用性很强的皮肤镜诊断参考用书。中国人民解放军总医院第一附属医院皮肤科主任邹先彪教授热心于皮肤影像学事业的发展，是中国中西医结合学会皮肤性病专业委员会皮肤影像学组组长，对皮肤镜诊断有较深的造诣。他领衔的翻译团队在翻译过程中斟字酌句，力求忠实于原著。因此，本书《皮肤镜诊断图谱》是一本质量上乘的译著。

期待这本译著对皮肤科同仁的临床实践有指导价值，使皮肤镜诊断能够成为皮肤科临床与皮肤病理之间的桥梁，准确的诊断将惠及更多的皮肤病患者。

朱学骏
2017 年 10 月

译者前言

皮肤影像学是皮肤性病学一个新兴的亚专业，是无创性的影像学技术与皮肤性病学的有机融合，涵盖皮肤病手工与电脑绘图、蜡型、摄影与摄像、伍德灯、皮肤镜、反射式共聚焦显微镜（即皮肤 CT）、VISIA 皮肤分析仪、皮肤超声诊断、光学相干断层成像、分光光度测量皮内分析、皮肤动态红外线成像、光动力荧光诊断、3D 皮肤成像分析、皮肤轮廓仪、多光子显微镜、太赫兹成像技术、电阻抗扫描成像技术、肛门镜与阴道镜（与性病检测相关时）等，其特点是通过对皮损组织进行在体、无创、实时、快速、动态观察以帮助医护人员进行疾病诊断和病情严重程度的评估，亦可用于皮肤美容评估领域。中国中西医结合学会皮肤性病专业委员会于 2013 年 4 月 26 日在全国率先成立皮肤影像学组，其后数年中，中国医学装备协会皮肤病与皮肤美容分会皮肤影像学组和中国医疗保健国际交流促进会皮肤科分会皮肤影像学组、中华医学会皮肤性病学分会皮肤影像学组亦相继成立，随着皮肤影像学相关诊断设备的不断推出和皮肤科同道的积极参与，相信皮肤影像学的发展在我国将呈现一个蓬勃向上的兴旺趋势。

皮肤癌是欧美国家的一种高发疾病。美国每年都有 500 万人罹患皮肤癌，其中超过 10 万例是致死率最高的黑色素瘤，美国每年有 9000 人以上因黑素瘤而死亡，占皮肤癌导致的死亡人数比例约 75%。澳大利亚每年都有超过 1.3 万新增黑色素瘤患者，致死人数更是达到每年 1600 人。有数据表明，如果能及时发现并对症治疗，患者 5 年内的成活率超过 98.1%。如果一旦肿瘤细胞扩散至淋巴系统，则其成活率即会降至 16.1% 以下。故欧美国家皮肤科同行十分重视皮肤癌尤其黑素瘤的快速准确的诊断技术的发展，诸多无创性的皮肤影像学技术应运而生，其中皮肤镜以其快捷、易学、便携、无创、廉价的特点得到了更快更广泛地应用。皮肤镜借助光照、过滤反射光线并兼具放大作用，能观察到表皮至真皮浅层的裸眼无法辨析的皮损特点，故在国外有"皮肤科医生的听诊器"的美誉。

皮肤镜根据其消除皮肤表面反光技术的不同主要分为浸润式和偏振式两种，根据其放大原理可以分为手持式和工作站式，皮肤镜最初用于色素性皮损和黑素瘤诊断上，随着临床实践的不断发展，已经越来越多地用于非色素性皮肤病的诊断。总体说来，目前皮肤镜可用于黑素源性皮肤病、非黑素源性皮肤病、炎症性/感染性皮肤病、血管性皮肤病、毛发性皮肤病以及甲病的辅助诊断和鉴别诊断。当皮肤镜技术与智能手机或互联网结合起来时，就形成了远程皮肤镜学，后者对远程皮肤病学的发展起到了巨大的推动作用。源于皮肤病理对比研究产生的皮肤镜诊断标准有三点分析法、七点分析法、模式分析法、ABCD 法、CASH 分析法等，对皮损的分析过程一般遵循两步法法则，欧美国家拟定并发布了皮肤镜诊断指南并不定期修正完善，其术语多用拟喻性语言或描述性语言，比较容易学习和掌握，其标准用语目前依然在完善、统一中。尽管皮肤镜具有简便易学、实时无创、用途广泛的特点，但由于其观察皮损的深度有限，故并不能取代皮肤病理，皮肤病诊断的金标准依然是皮肤病理。

皮肤镜作为一种无创性的快速检查手段越来越受到皮肤科医生的青睐，国内同道学习和使用皮肤镜的热情高涨。有鉴于此，我们组织了精干的力量翻译了这本《皮肤镜诊断图谱》，本书最大的特点是提纲挈领，简明扼要，尤其是绘制了大量的皮肤镜下疾病特征的模式图，以精炼的文字配以大量的临床和皮肤镜照片，深入浅出地诠释了临床实践中皮肤镜的诊断价值。内容涵盖皮肤镜的设备简介、使用方法、皮肤镜学词汇表、黑素细胞性病变（重点介绍了黑素瘤和色素痣）、非黑素细胞性病变、（毛发、甲和肢端等）特殊部位皮损的皮肤镜诊断，讲解了如何提高皮肤镜成像的 10 个技巧及避免漏诊黑素瘤的 10 个技巧等。因此，本书是一本皮肤科医生临床实践中皮肤镜诊断的实用指南。

我们翻译团队衷心感谢德高望重的皮肤科学界泰斗——北大医院皮肤科朱学骏教授认真地审校了译稿。朱教授的严谨求实，锐意进取的大家风范是我辈学习的楷模。

尽管我们在翻译中力求准确地表达原著者的图文精髓，但限于译者的水平有限，其中有些翻译难免不尽如人意，恳请同道给予指正并提出宝贵意见。

邹先彪

2017 年 10 月

原著前言

皮肤是一块由生活来涂鸦的生动画布。每个人都有一幅独特的"图画"来映衬其年龄、皮肤光反应类型、紫外线暴露程度，以及遗传和后天的影响。然而与挂在墙上的画布不同，这幅"图画"不是静态的，而是具有生物活性的，可以在漫长的生活中变化和进展的。

童年和成年期常见的皮肤肿瘤是良性色素痣，然而随着年龄的增长，脂溢性角化发病率逐渐增多，成为老年人的常见疾病。此外，随着皮肤血管性病变和潜在的皮肤恶性肿瘤的增多，皮肤逐渐成为一幅具有多种颜色、形状和纹理的复杂"图画"。

要想准确地描绘这幅"图画"，我们不仅要知道画布的形状、大小、颜色和年龄等大致情况，还要具体知道生活是如何用笔触一笔一笔地勾勒出这些图案和颜色的。这些微观细节常常被皮肤表面的反光掩盖而看不到，这就是为什么许多不同的病变却有相似的皮损。通过使用皮肤镜，我们可以克服这个光学难题，揭示皮损中显示的诊断细节——这就是皮肤镜诊断。

为了提高诊断的精确度，我们要知道以下两个重要的概念：

1. 肿瘤生长——肿瘤并不出现。我们应该寻找所有皮损中显示的与诊断有关的细节，以便发现小的肿瘤。
2. 肿瘤进展——肿瘤不是静态的。我们要考虑到皮损的细节可能会受到很多内部和外部因素的影响。

了解肿瘤生长和进展的多种不同方式将有助于提高我们诊断的准确性。这本书旨在图解肿瘤呈现的多种不同形式及其在皮肤镜下的诊断特征，从而有助于诊断。

我们尽可能展示了皮损的大小、形状、解剖部位、皮肤光反应类型，以及随时间推移的演变。希望本书中所描绘的皮损细节可以提高我们的诊断正确率，以及早期诊断皮肤癌。

自 20 世纪 90 年代开始在临床使用皮肤镜以来，我们对皮肤镜诊断的理解和掌握逐渐加深。感谢率先使用皮肤镜的开拓者，他们通过研究、教学和创新颠覆了原来的诊断模式。努力证实了皮肤镜在临床诊断中是毋庸置疑的金标准，皮肤镜诊断已经在全球 100 多个国家广泛使用。

然而我们应该记住皮肤镜不能脱离临床而单独使用。临床诊断信息的获得应该从以下几方面的综合考虑：

1. 临床病史
2. 临床检查
3. 皮肤镜检查

正确的诊断需要注重细节，必须结合所有的临床技术而不是单独使用某项技术。这本书只提供关于皮肤病变的诊断信息的某一个组成部分。我们也知道肿瘤，特别是恶性黑素瘤，在皮肤镜下需要较长时间才能表现出典型的特征，有时甚至可能模仿良性病变。此外有些肿瘤可能会缺乏典型的表现。因此，本书旨在指导临床实践，有助于临床决策，而非取代临床判断。

Jonathan Bowling

目　录

第 1 章　皮肤镜介绍

皮肤镜介绍

介绍

皮肤病的诊断是一个复杂的过程，是一门需要运用多种技巧的"艺术"。

如果用一个词来描述皮肤科医生，就是"诊断专家"，皮肤病诊断的"艺术"要求医生在判断皮损时不仅依靠病史，还要有敏锐的观察力和多种专业技能。

大多数病皮损从远处看起来难以辨认，但从近处仔细检查则能明显地分辨出良性或恶性。然而仍有大量的病损即使仔细观察外观也不够。我们如何识别这些皮损呢？放大镜和明亮的光源等工具可以辅助诊断，必要时还可以行皮肤活检术来得到病理组织学诊断报告。然而在临床工作中，我们仍然需要一些新的改进来提高我们的诊断能力。

首先，我们应该寻找诊断皮损所需的线索和细节，而不仅仅是依靠皮损的形状，大小和颜色等。虽然这些特征通常有助于诊断，然而如果仅仅依赖这些特征会限制精确诊断。就像一个艺术品经销商投资一幅作品不能仅仅基于它的形状、大小、年龄和镜框的颜色，更重要的是笔画等细节。就是这些皮肤病的"笔画"构成了皮肤肿瘤的形态结构，但遗憾的是肉眼通常是看不见这些细节的。

观察看不见的世界……

我们需要克服两个障碍。

首先，角质层粗糙的表面产生光反射，影响了光线穿透到皮肤深处，造成我们无法观察到皮损深部的形态结构。例如图 (a) 中所示的水池表面有涟漪，由于光的反射使得我们无法看清水池底部的瓷砖；

而图 (b) 所示的水池表面是平的，更多的光线在被反射前穿透到深部，使得我们可以看清底部的瓷砖。

临床上可以采用液体浸润皮肤或偏振光技术来消除皮肤表面的反射光。

第二点需要考虑放大。人们熟知采用放大镜可以增加皮肤病诊断的正确率。虽然我们相信皮肤科医生的眼睛能够发现诊断所需的所有细节，然而实际上肉眼观察是有限的。比如图 (c) 所示的这张纸币的缩影裸眼是看不见的，但放大后 (d) 却清晰可见。

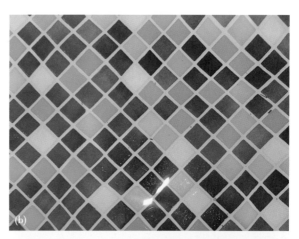

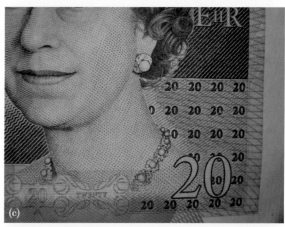

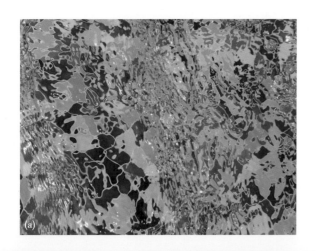

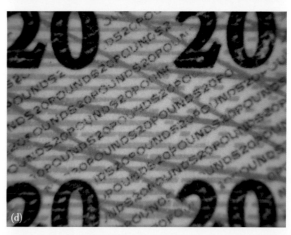

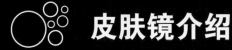
皮肤镜既可以放大,又可以消除皮肤表面的反射光,从而更好地观察皮损。

全球有超过一百个国家在使用皮肤镜,有明确的证据表明皮肤镜可以辅助诊断皮肤病变。

皮肤镜下观察到的结构特点与组织病理学检查有一一对应的特定关联,了解这种相关性将有助于诊断。

在本书中,我们还提供了示例来说明由于诊断所需的临床表现和形态学结构的变化。

仪器

问题:为什么大多数色素痣是棕色的?角质层弥漫的反射光使我们很难查看深层次皮肤的细微结构,因此大多数色素痣看似棕色的,形态基本相似。其实这些形态结构的不同是存在的,只是肉眼不容易察觉。

理论:如果我们能够消除角质层表面的反射光,就可以观察到皮肤更深层的结构。这是皮肤镜的基本概念。这可以通过一个简单的方法,即把液体直接涂在皮肤上,如醇凝胶,然后采用任何明亮的光源和放大镜就可以看到色素痣内的微细结构和色素分布。然而,当需要评估多个病灶时使用凝胶和一个简单的放大镜则显得繁琐而不实用的。

解决方案:皮肤镜是一个集放大镜和明亮的照明源为一体的手持设备,可以通过使用乙醇凝胶等油浸介质或交叉极化的偏振光来消除角质层表面的折射光。

皮肤镜有以下三组的设备:

● 油浸设备——须与皮肤直接接触并通过(浸油)介质的使用来减少表面的散射光。

● 偏振光设备——通过偏振光来减少表面的散射光。

● 混合设备——可以选择使用偏振光或浸油来减少表面的散射光。

非偏振光设备(油浸式/接触式)

虽然目前有许多接触性非偏振光皮肤镜,但被广泛使用的主要是 Heine Delta 20 和 Dermlite II Fluid。两款皮肤镜存在细微的光学差异,但都可以提供明亮的图像。本书中大多数的图像是采用 Heine Delta 20 拍摄的。

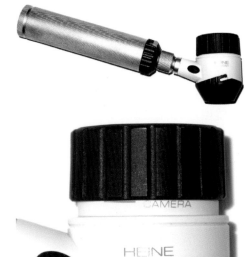
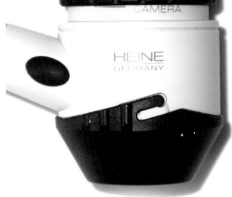

The Heine Delta 20

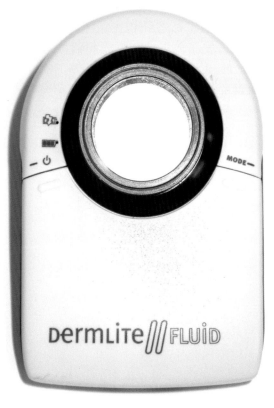

The DermLite II fluid

偏振光设备

　　引入偏振光设备是皮肤镜的一大突破。使用偏振光皮肤镜能够快速地检查多个皮损，而不需要在病人皮肤上涂抹大量的油或浸液。新上市不久的 DermLite 皮肤镜，特别是 DL100，尽管是开创性的产品，但很快就被功能更强大的新一代 DermLite 皮肤镜所替代，进而应用于临床。DermLite II PRO HR 是一款能够与油浸皮肤镜相媲美的，结合了明亮的光源和放大功能，并能提供高质量图像的皮肤镜。非接触式偏振光皮肤镜因其强大的多功能性，可快速检查多个病灶，而成为许多皮肤科医生首选的设备。

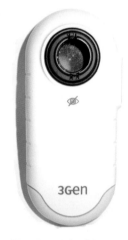

The DermLite DL 100

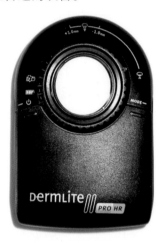

The DermLite II PRO HR

混合设备

　　由于组织形态结构在偏振光下的折射特性不同，非偏振光和偏振光皮肤镜会产生不同的图像。由此而开发了兼具非偏振光和偏振光两种不同模式的皮肤镜。第一个能同时拥有两种模式的皮肤镜是 DermLite II Hybridm。尽管没有像 Heine Delta 20 或 DermLite II PRO HR 一样明亮，但其无疑已成为非常受欢迎的一款皮肤镜。然而具有更明亮光源的 DermLite DL3 的问世，使得 DermLite II Hybridm 成为混合型皮肤镜中的次选。DermLite DL3 在偏振光模式下的成像比 DermLite II PRO HR 更明亮，而在非偏振光模式下可以和 Heine Delta 20 媲美。

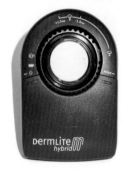

DermLite II Hybrid m

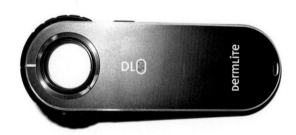

DermLite DL3

哪个设备是最好的？

　　选择皮肤镜要根据不同临床需要做个性化的选择。如果临床医生只是看一个或几个病变，那么应该考虑设备能提供最佳的光学质量：目前有 DermLite DL3,Heine Delta 20 和 Dermlite II Fluid。如果临床医生要监测多个皮损，那么能够快速检查多处病变的皮肤镜，可以选择 DermLite II PRO HR 或 Dermlite DL3。

Heine Delta 20 与 DermLite II PRO HR

DermLite II PRO HR 的视野范围是标准的皮肤镜设备中最大的，远远大于 Heine Delta 20。

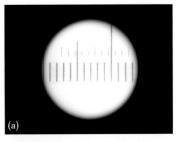 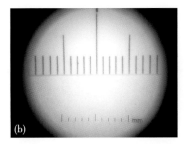

视野范围对比 (a)Heine Delta 20(b)DermLite II PRO HR. DermLite II PRO HR 在临床上拍摄 10mm 以上的皮损时更具优势

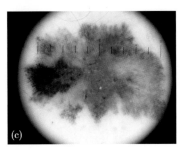 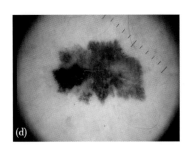

12mm 黑素瘤图像充满 Heine Delta 20 整个视场，如 (c) 所示。然而更容易被 DermLite II PRO HR 全视野观察到，如 (d) 所示

蝶蛹样结构

偏振设备可以观测出具有真皮成分的肿瘤中白色瘢痕样结构，表现为通过皮损的垂直方向上的白色"笔画"。这些表现被称作"蝶蛹样结构"或"亮白条纹"，反映的是真皮乳突层胶原蛋白束的情况。但非偏振设备观察不到此现象。

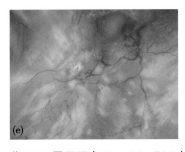 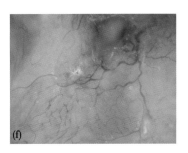

此 BCC 展示了在 DermLite DL3 偏振光下蝶蛹样结构 / 亮白条纹的图像 (e)，此现象在非偏振光下缺如 (f)

Benvenuto-Andrade C,Dusza SW,Agero AL,Scope A,Rajadhyaksha M,Halpern AC,Marghoob AA.Differences between polarized light dermoscopy and immersion contact dermoscopy for the evaluation of skin lesions.Archives of dermatology.2007 Mar 1;143(3):329-38.

Marghoob AA,Cowell L,Kopf AW,Scope A.Observation of chrysalis structures with polarized dermoscopy.Archives of dermatology.2009 May 1;145(5):618.

接触式与非接触式偏振光：脂溢性角化病结构

不单是颜色上的差异，用不同种类的皮肤镜观察同一皮损的结构特征可呈现不同的表现

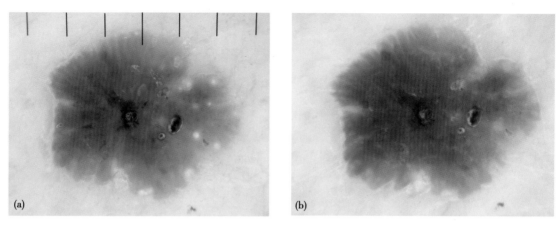

脂溢性角化病皮损右侧的粟粒样囊肿在使用非偏振设备的图像 (a) 中清晰可见，但在偏振设备图像 (b) 中缺如

偏振光与非偏振光模式：DermLite II Hybrid m

DermLite II Hybrid m 是首个兼具偏振模式与非偏振模式切换的皮肤镜设备，类似粟粒样囊肿的结构在该设备下清晰可见。

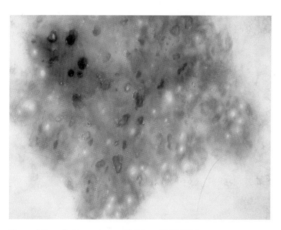

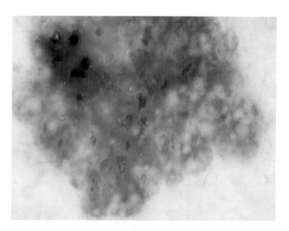

DermLite II Hybrid m 接触，非偏振光   DermLite II Hybrid m 接触，偏振光

DermLite II Hybrid m 皮肤镜下的非偏振模式细节和 Heine Delta 20 类似，但是图像没有 Heine Delta 20 的明亮。两种皮肤镜所观察到的图像不同与皮损内不同结构的折射特性相关，也与在偏振光和非偏振光下的表现方式有关。

Pan Y,Gareau DS,Scope A,Rajadhyaksha M,Mullani NA,Marghoob AA.Polarized and nonpolarized dermoscopy:the explanation for the observed differences.Archives of dermatology.2008 Jun 1;144(6):828-9.

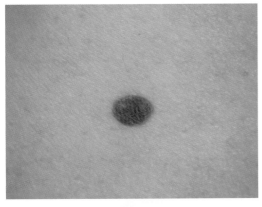

脂溢性角化病组织临床图像

DermLite DL3、DermLite II PRO HR 与 Heine Delta 20

不同皮肤镜设备拍摄的疾病组织和结构颜色略有不同。下图 (a) 和 (b) 分别给出了脂溢性角化病组织在偏振设备 DermLite II PRO HR 和非偏振设备 Heine Delta 20 的拍摄效果。可见在不同设备下呈现出来的图像颜色有所差异，在偏振图像中其棕色更加明显，但粟粒样囊肿的白亮点在传统非偏振皮肤镜下更易观察到，而在偏振光下缺如。

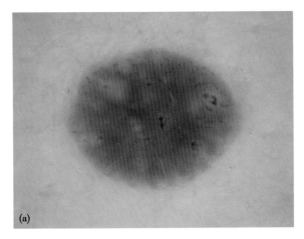

DermLite II PRO HR，偏振光模式

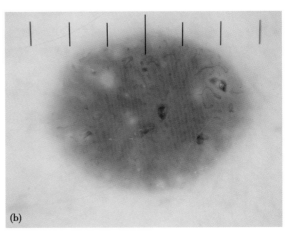

Heine Delta 20，非偏振光模式

随着技术的发展，偏振与非偏振混合式设备已经可以拍摄出更加清晰的影像。图 (c) 和 (d) 分别给出了使用 DermLite DL3 的偏振模式和非偏振模式拍摄同一脂溢性角化病皮损。偏振模式影像相较于 DermLite II PRO HR 更加明亮，而非偏振模式图像与 Heine Delta 20 相仿。混合式皮肤镜设备的成像效果已经比肩或超越前代功能单一的皮肤镜产品，其多功能性在未来会广受欢迎的。

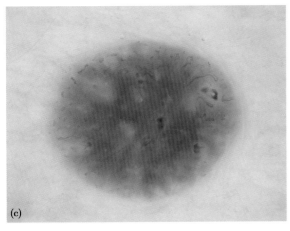

DermLite DL3，偏振光模式

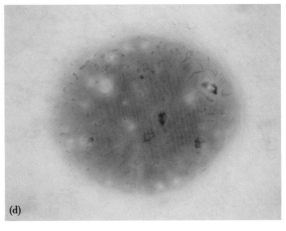

DermLite DL3，非偏振光模式

无论选择哪款设备，如下小贴士将有助于最大程度地发挥设备的潜力。

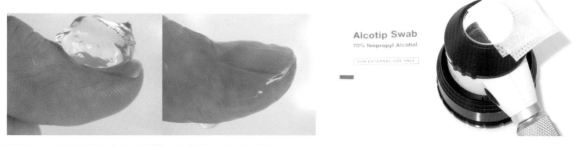

使用 70% 异丙醇凝胶作为接触设备的表面介质，从而减少病人之间交叉污染的可能性。使用超声胶观察甲皱襞以避免醇凝胶从指甲上流失。在眼周区域使用超声胶以避免酒精进入眼睛。

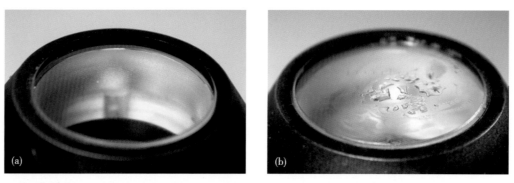

使用前用醇试纸（70% 异丙醇）清洁 (a)，因为液体酒精和超声胶干燥后会残留于面板上 (b)

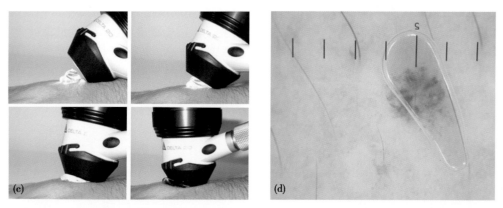

将醇凝胶涂于水平表面的皮损，如是垂直面的皮损则将醇凝胶涂于面板上（c），仔细应用设备于皮肤上，并旋转设备以避免产生气泡阻碍对皮损的观察 (d)

小贴士：请不要忘记给设备充满电！

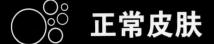
正常皮肤的结构和细节要根据皮肤的部位，皮肤光反应分型，以及光损伤的程度而定。一旦认识了正常皮肤的特征，那么病理性的皮肤就能更好地界定识别了。

皮肤光反应Ⅰ型

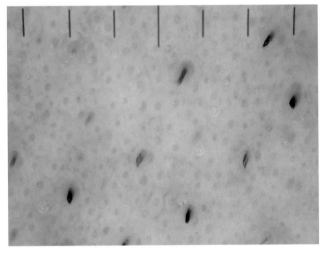

正常面部皮肤（男性，Ⅰ型），显示致密的毛囊单位

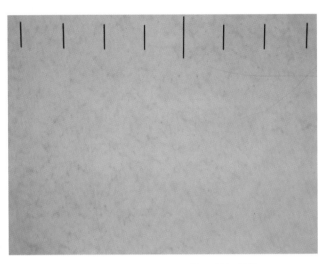

正常躯干皮肤（男性，Ⅰ型），显示缺乏精细结构

皮肤光反应Ⅴ型

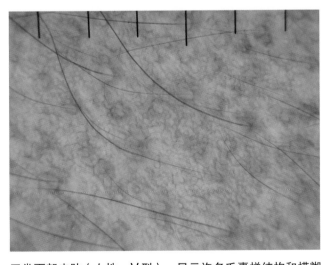

正常面部皮肤（女性，Ⅴ型），显示许多毛囊样结构和模糊的网状色素沉着

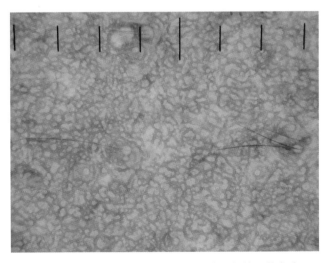

正常躯干皮肤（女性，Ⅴ型），显示细致均匀的网状色素沉着和少许毛囊样结构

皮肤光损伤——不论是像晒伤那样的急性损伤还是慢性损伤——都将对皮肤产生明显的影响。

急性光损伤

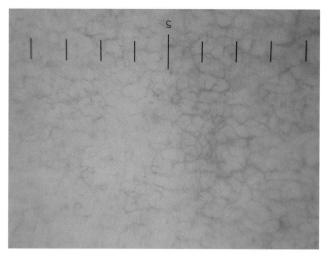

急性光损伤（左）表现为临床上晒伤形成的红斑；晒伤的初始红斑（右）是由红斑下的血管扩张引起的

慢性光损伤

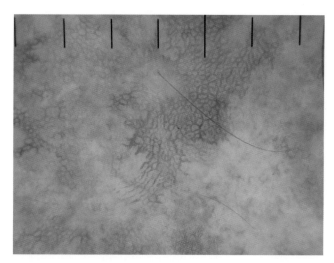

慢性光损伤可致色素沉着，看似斑片状的网状色素沉着

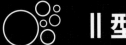
皮肤光损伤示例

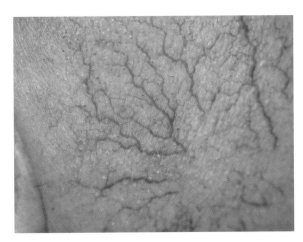 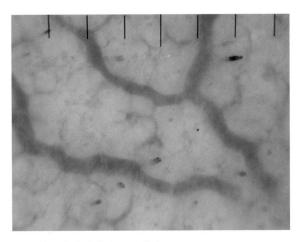

面部毛细血管扩张（左）可被看作光损伤的结果：树枝状毛细血管扩张宽（右）而不集中

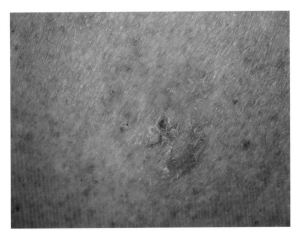 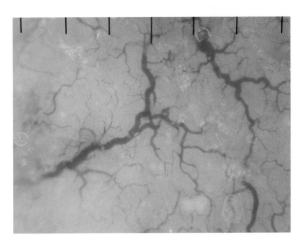

临床上毛细血管扩张亦可见于皮肤肿瘤中，如此例基底细胞癌：皮肤镜下血管高度集中，而且分支延伸至纤细的血管末端

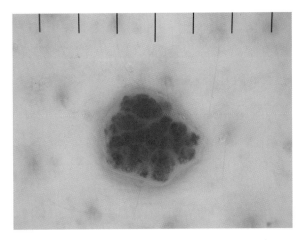 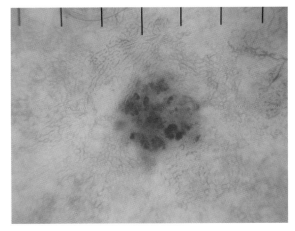

两个良性血管瘤分别长在正常皮肤和光损伤的皮肤上

黑色素是皮肤和毛发的主要色素：当黑色素出现于皮损时，它的颜色依赖于：黑色素的主导类型（真黑色素 = 棕色 / 黑色，褐色素 = 红色 / 橘黄色）；黑色素的浓度以及色素在皮肤解剖学上的位置和深度。

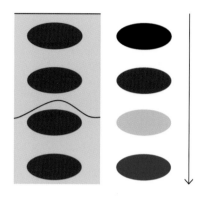

色素的深度将决定皮肤镜下的颜色

黑色素位置	皮肤镜下的颜色
浅层表皮	黑色
表皮	棕色
真皮乳头层	灰色
真皮网状层	蓝色

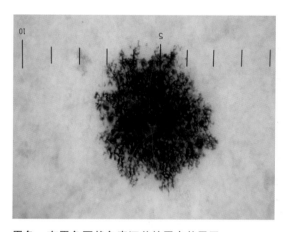

黑色：有黑色网状色素沉着的墨点状黑子

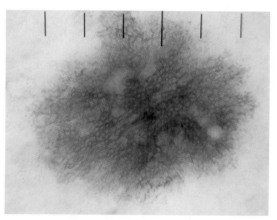

棕色：棕色网状色素沉着的黑素细胞痣

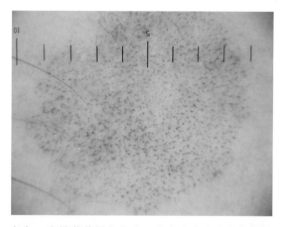

灰色：良性苔藓样角化病，在真皮乳头层有灰色的炎症后色素沉着

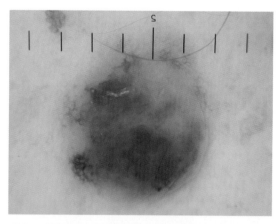

蓝色：混合痣，蓝色来源于真皮成分，黄 / 棕色来源于表皮成分

整体特征：为确保描述皮损形态及皮肤镜下结构时用语的一致性，需使用专业术语。作为皮肤镜的入门常识，首先描述的是皮损的大体观或整体特征。

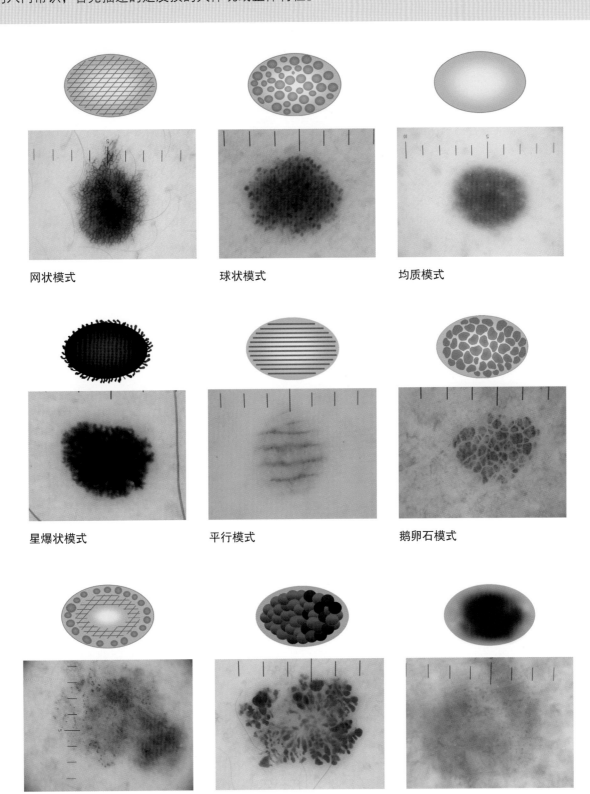

网状模式

球状模式

均质模式

星爆状模式

平行模式

鹅卵石模式

多元模式

腔隙模式

非特异模式

皮肤镜学词汇

局部特征：其次，描述皮损局部观或皮肤镜下结构特点的术语如下。其他的局部特点将在本书相关的诊断性章节中讨论。

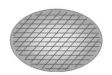

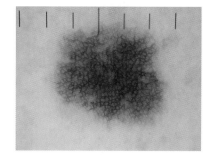

色素网

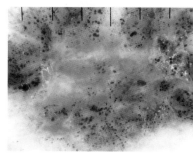

点和球

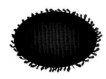

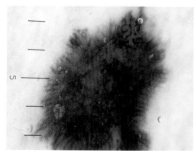

条纹

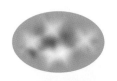

蓝－白结构

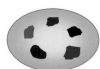

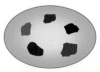

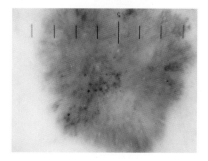

色素污斑

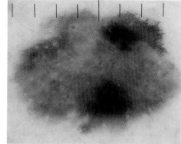

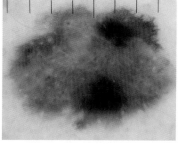

色素减退

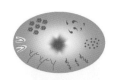

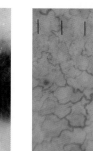

退化结构

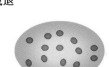

血管结构

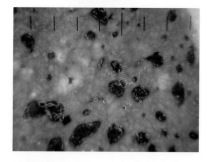

粉刺样开口

第2章　黑素细胞性病变

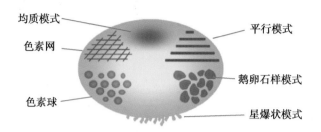

黑素细胞痣皮肤镜下共有六个主要特点。

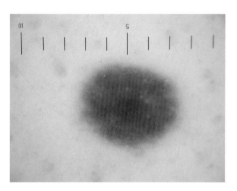

均质模式

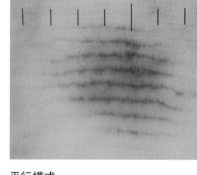

平行模式

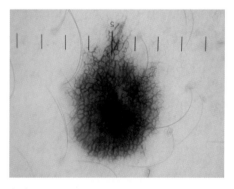

色素网

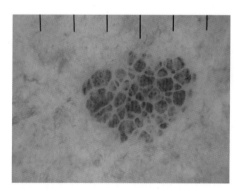

鹅卵石样模式

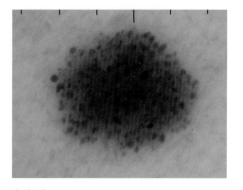

色素球

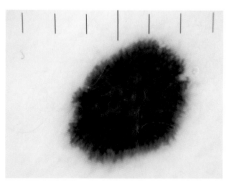

星爆状模式

黑素细胞性病变

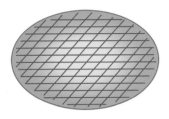

色素网反映了黑素细胞按真皮 – 表皮交界处的轮廓走行。成角的"孔"由均一厚度的棕色连锁线围成。

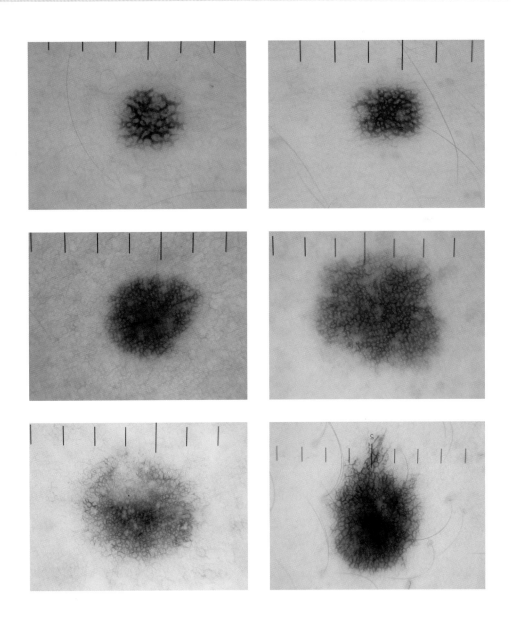

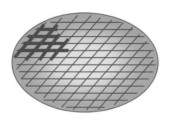

皮肤镜诊断图谱

色素网反映了黑素细胞按真皮 – 表皮交界处的轮廓走行。发育不良的组织病理上的一个特点是表皮突的融合，反映在皮肤镜下是色素网厚度的不同。

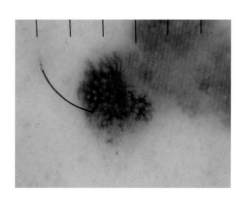
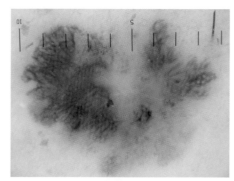

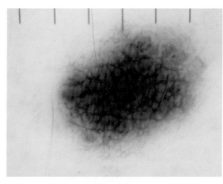
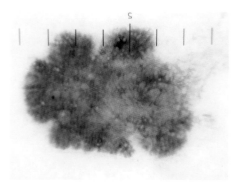

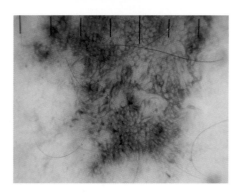
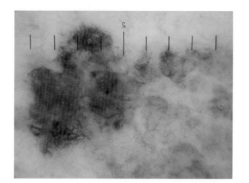

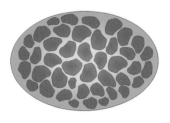

鹅卵石样形态反映了组织病理上大量的真皮内黑素细胞巢。

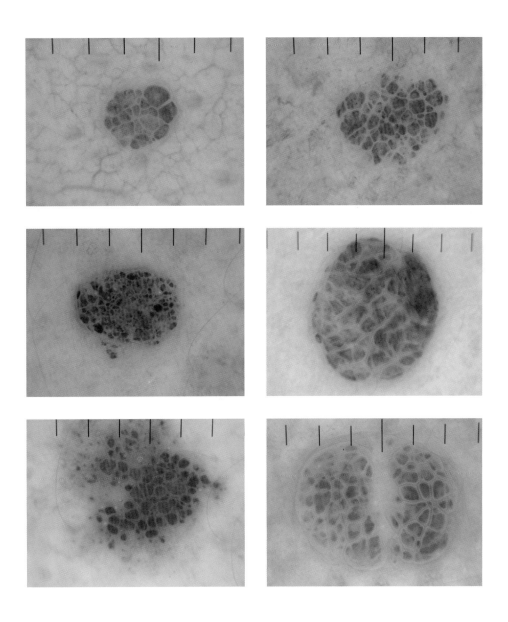

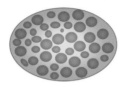
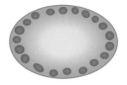
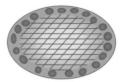

球状模式　　　　　　均质球状模式　　　　　　球 - 网状模式

色素球对应于组织病理上黑素细胞的连接巢。在皮损的外缘见到色素球时，反映了痣演变的一个动态过程。

球状模式

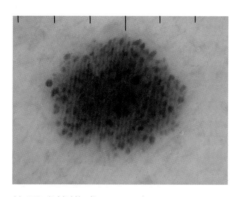
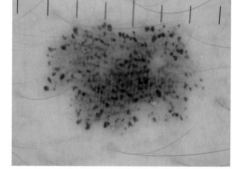

均质球状模式

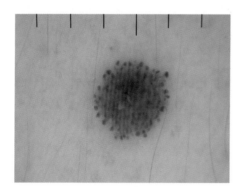
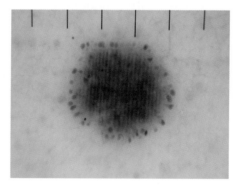

球 - 网状模式

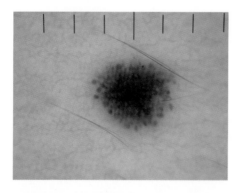
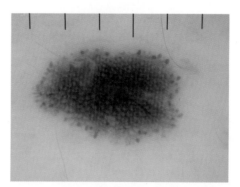

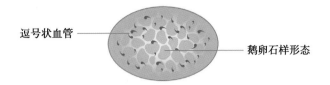
逗号状血管 —— 鹅卵石样形态

这些可触知的痣常见于躯干、头颈部，容易发生外伤。色素痣多呈典型的鹅卵石样形态，但有时仅表现为色素残留。逗号状血管或曲线形血管反映的是真皮乳头内的血管。

色素残留、曲线形和逗号状血管

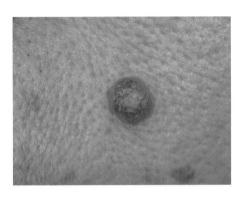
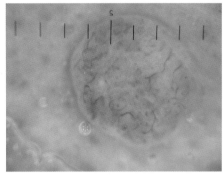

鹅卵石样形态和逗号状血管

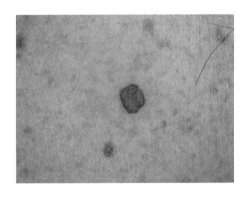
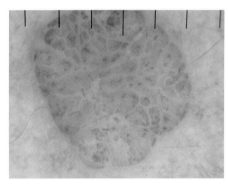

鹅卵石样形态

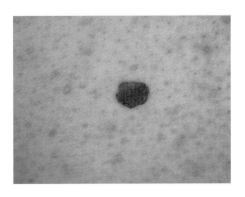
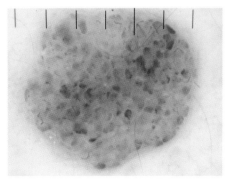

蓝痣

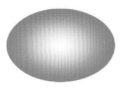

蓝痣由真皮黑素细胞的深色色素巢组成。典型的皮肤镜模式是均质化的石板蓝色色素沉着。

均质化石板蓝色

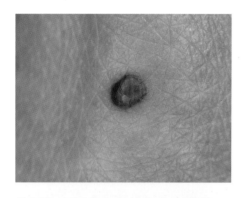
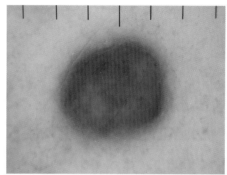

均质化石板蓝色和棕色色素沉着

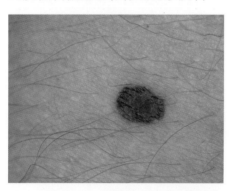
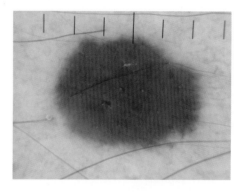

硬化性蓝痣中的均质化色素减退区域

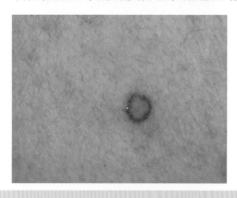
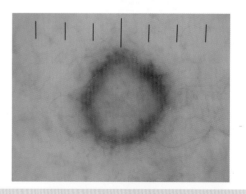

小贴士: 病史对于此类真皮黑素细胞痣的诊断十分重要。若病史或诊断可疑,需考虑切除。

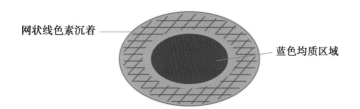

网状线色素沉着 ——————— ——————— 蓝色均质区域

两颗痣叠加生长为混合痣。可能有多种混合模式；然而，最常见的混合模式是上覆交界痣的蓝痣。混合痣在临床和皮肤镜检查中均易与黑素瘤相混淆，故其诊断有一定的挑战性。

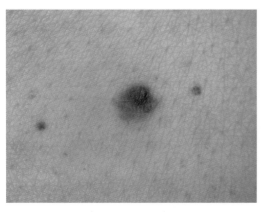
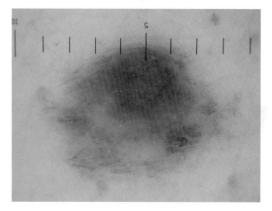

有偏心性色素沉着性丘疹的色素斑：皮肤镜示有偏心性均质石板蓝色色素沉着（蓝痣部分）的色素网（交界痣部分）

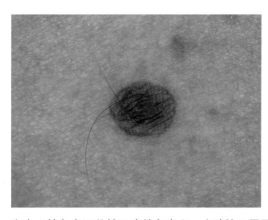
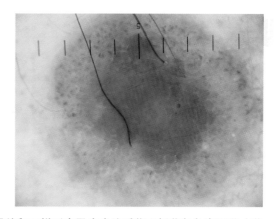

有中心性色素沉着性丘疹的色素斑：皮肤镜示周围鹅卵石样形态及中央均质化石板蓝色色素沉着（蓝痣部分）

小贴士：应考虑切除进行组织病理学确诊。

de Giorgi V, Massi D, Salvini C, Trez E, et al. Dermoscopic features of combined melanocytic naevi. J Cutan Pathol 2004; 31(9):600–4.

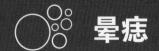

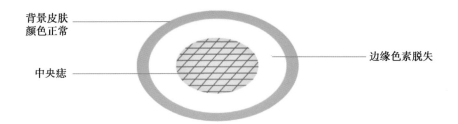

背景皮肤
颜色正常

中央痣 —————— 边缘色素脱失

晕痣发生于免疫系统攻击黑色素细胞痣后引起周围皮肤脱色。第一阶段经常在痣的周围形成脱色晕，随后中央痣也发生脱色。这种现象常同时发生于多个痣。

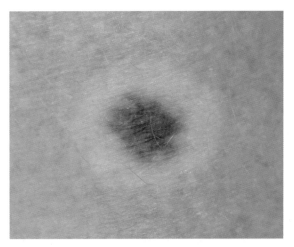
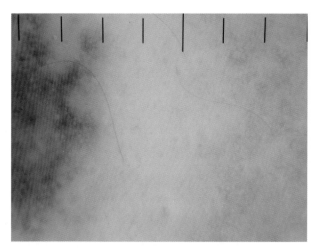

边缘色素脱失的晕痣：皮肤镜示中央均匀一致的网状色素沉着，有脱色区及皮肤光反应Ⅲ型的背景色素沉着

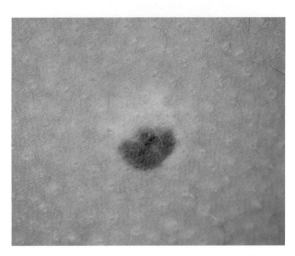
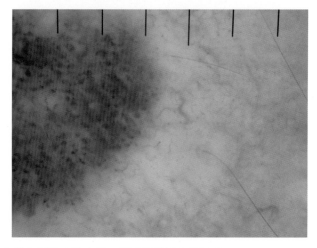

不对称边缘性色素脱失的晕痣：皮肤镜示鹅卵石样形态、有脱色区及皮肤光反应Ⅲ型的背景色素沉着

小贴士：重要的是通过痣的典型的黑色素形态学来区分晕痣和退化中的黑色素瘤。如有疑问应考虑切除，尤其是可疑皮损或单个皮损。

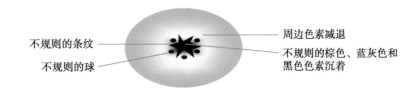

不规则的条纹 —— 周边色素减退

不规则的球 —— 不规则的棕色、蓝灰色和黑色色素沉着

削切黑色素痣后残留黑色素细胞可能发展为不规则的色素沉着，在临床和皮肤镜下特征与黑色素瘤相似。再次手术取决于临床可疑指数的高低。重要的是，如果切除，应告知病理科既往削切史，以便病理科医生可以查看原来的组织学标本和再次手术的标本。

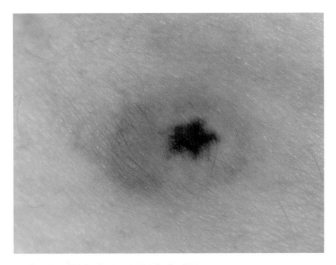

一个不规则的色素斑，周围色素减退

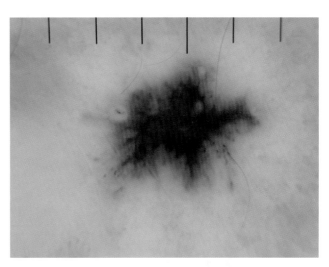

不规则的色素沉着，不规则的条纹，不规则的点，周边色素减退

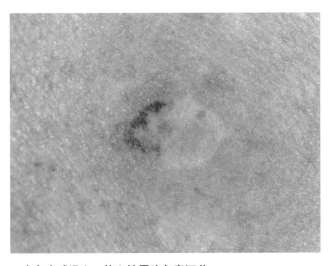

一个色素减退斑，偏心性周边色素沉着

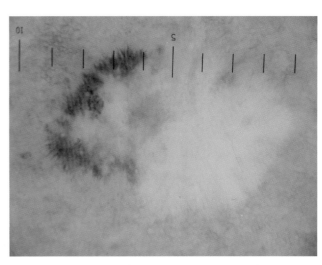

不规则的边缘条纹，不规则的点，中央色素减退

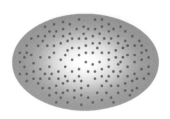

色素减退型斯皮茨痣会主要由点状血管模式组成。也可以合并血管和变异的色素沉着的存在，与无色素性／低色素性黑色素瘤相似。

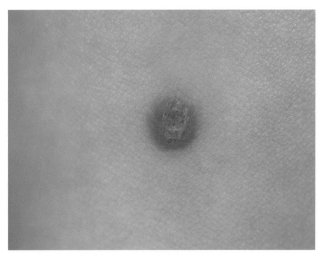
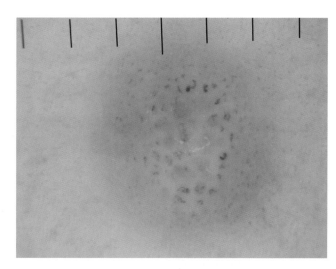

粉红色丘疹皮肤镜下可见点状及逗号状血管

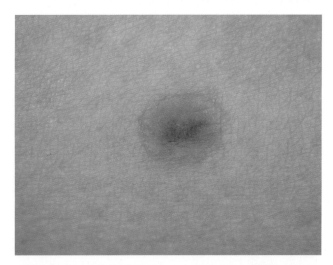

有中央色素沉着的粉红色斑块，皮肤镜示点状血管及中央均质化色素沉着

小贴示: 切除所有考虑为斯皮茨痣样的肿瘤。

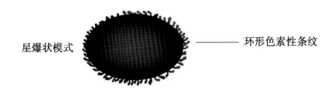

星爆状模式 ———— 环形色素性条纹

色素性斯皮茨痣，即 Reed 痣，表现为多样性黑色素痣，在组织学上呈典型的"斯皮茨痣样"改变。在临床上表现为色素沉着样斑点并模仿色素沉着性黑素瘤。

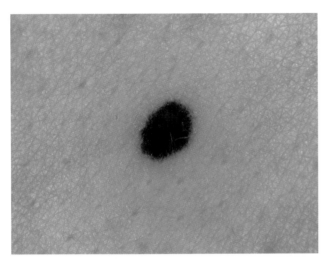

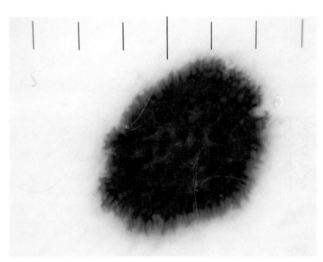

色素斑表现为周围规则色素性条纹，中央表现均质的色素沉着

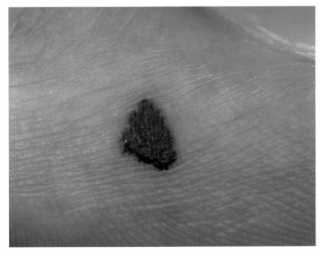

肢端的色素性斯皮茨痣，表现为肢端色素斑周围星爆状模式色素性条纹，中央有色素沉着性的小球

Bowling J，Argenziano G，Agenha H，et al.Dermoscopy key points：recommendations from the International DermoscopySociety.Dermatology 207；214：3-5

皮肤镜下可见痣的典型形态模式。

 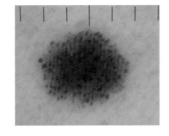

球状

 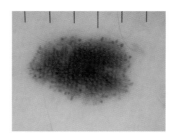

球 – 网状

 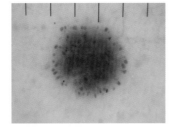

均匀球状

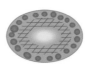 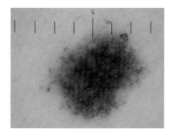

多元型

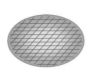 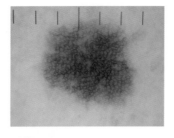

网状

 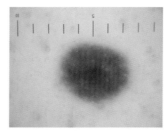

均质化

 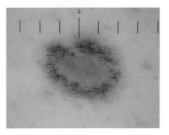

均质化网状

Hofmann-Wellenhof R，Blum A，Wolf IH，et al.Dermoscopic classification of atypical melanocytic nevi（Clark nevi）.Arch Dermatol 2001；137：1575-80.

获得性黑色素细胞痣皮肤镜形态随着年龄改变。

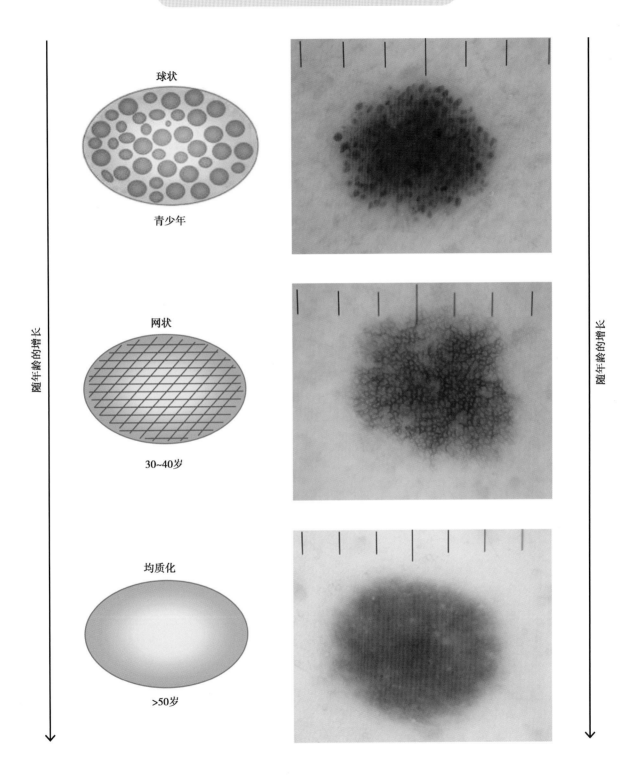

球状

青少年

网状

30~40岁

均质化

>50岁

随年龄的增长

随年龄的增长

Zalaudek I, Argenziano G, Mordente I, et al.Age-related prevalence of dermoscopy patterns in acquired melanocytic naevi.Br J Dermatol 2006；154：299-304.

皮肤镜形态学以皮肤光反应类型为根据。

皮肤光反应Ⅰ型

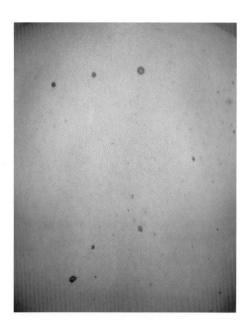
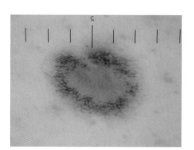
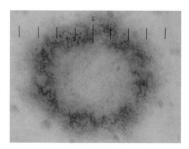

皮肤光反应Ⅲ型

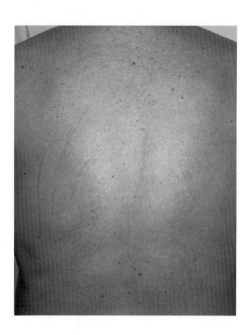
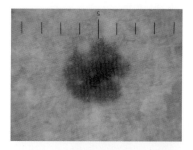
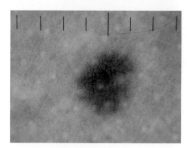

Zalaudek I，Argenziano G，Mordente I，et al.Nevus type in dermoscopy is related to skin type in white persons.Arch Dermatol 2007；143：351-6.

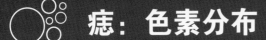 痣：色素分布

黑素细胞性病变

黑素细胞痣中反复出现的色素分布模式。

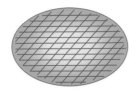
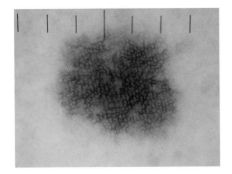

色素均匀一致

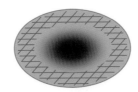
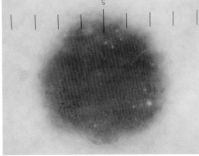

中央区域色素沉着

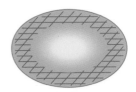
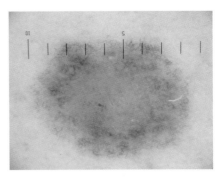

中央区域色素减退

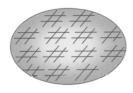
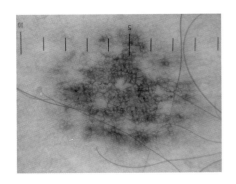

多灶状色素沉着 / 减退

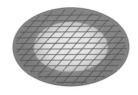
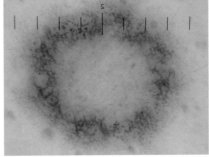

边缘色素沉着

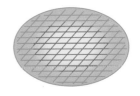
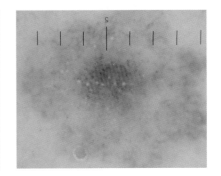

边缘色素减退

Hofmann-Wellenhof R，Blum A，Wolf IH，et al.Dermoscopic classification of atypical melanocytic nevi（Clark nevi）.Arch Dermatol 2001；137（12）：1575-80.

均质化球状

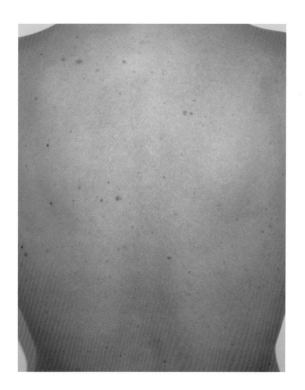

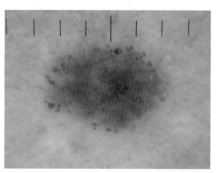

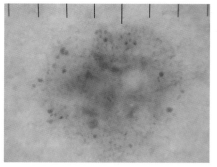

多灶网状

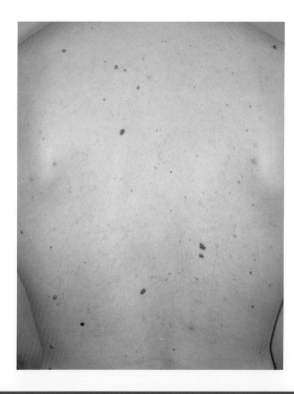

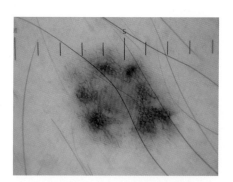

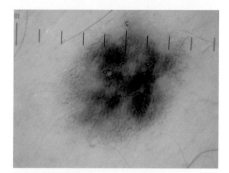

黑素细胞性病变

网状

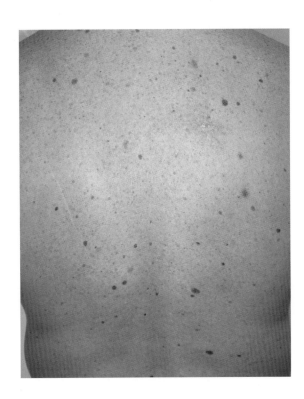
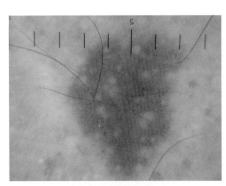
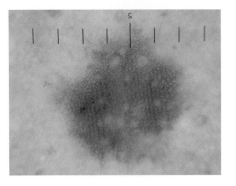

均质化

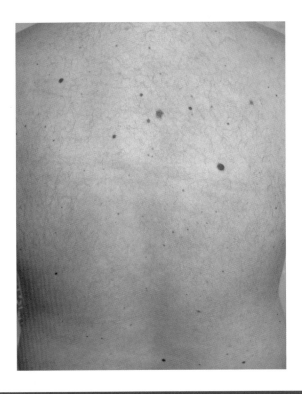
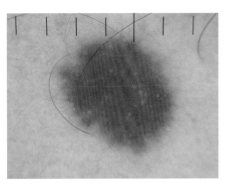
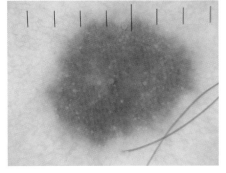

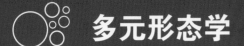
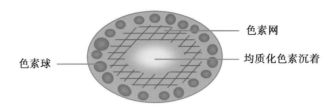

多元形态是黑素瘤的一种危险征象。

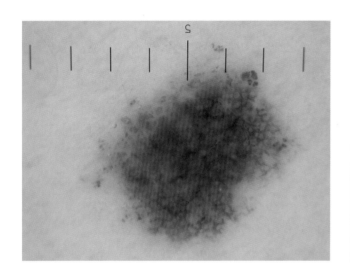
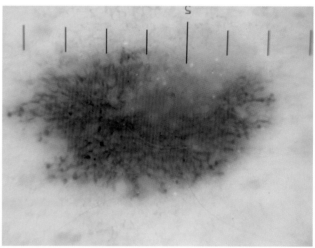

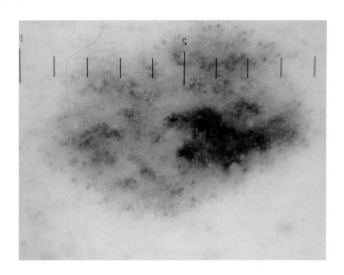
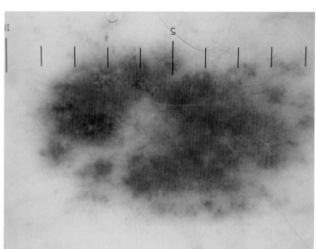

Lipoff JB，Scope A，Dusza SW，et al.Complex dermoscopic pattern：a potential risk marker for melanoma.Br J Dermatol 2008；158：821-4.

第 3 章　黑素瘤

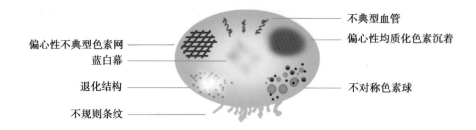

偏心性不典型色素网 —— 不典型血管

蓝白幕 —— 偏心性均质化色素沉着

退化结构 —— 不对称色素球

不规则条纹

下面的结构是各种评分系统或法则的基础,均已诊断为黑色素瘤。

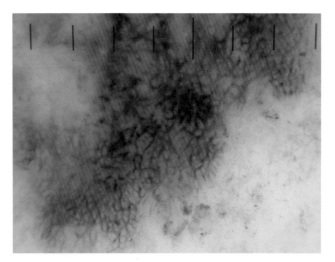

不典型色素网

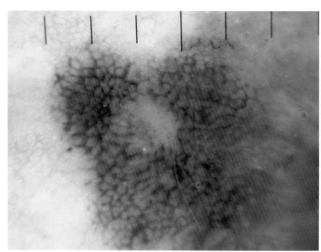

不典型色素网

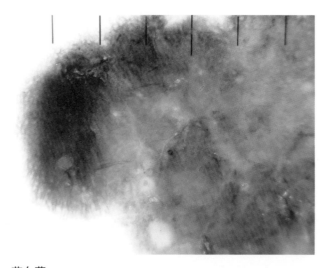

蓝白幕

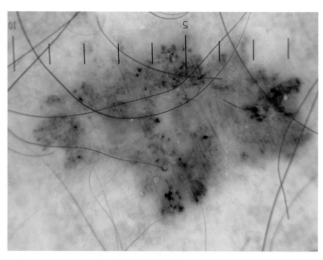

蓝白幕

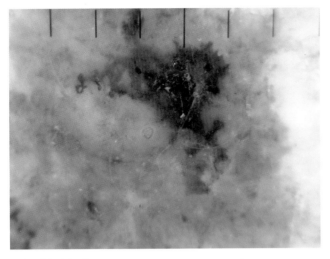

不规则色素沉着

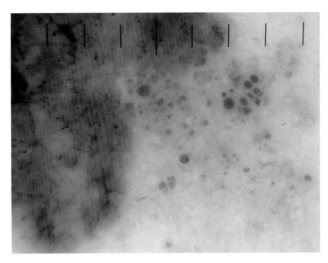

不规则点和球

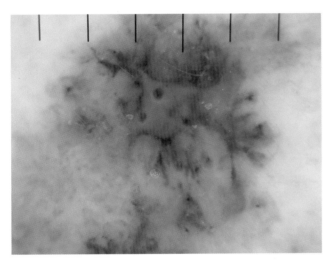

不规则条纹

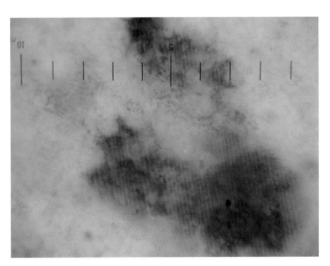

退化结构

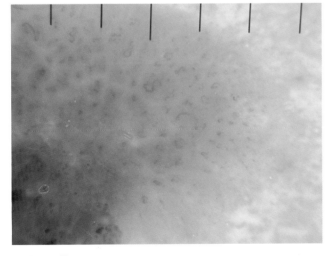

不典型血管

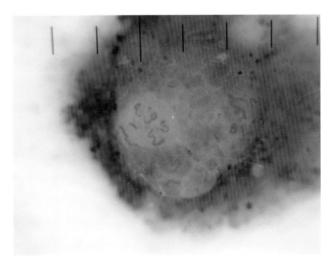

不典型血管

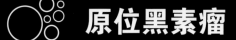
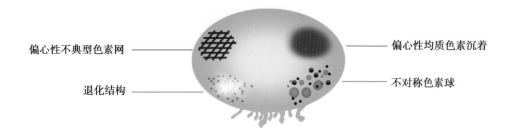

偏心性不典型色素网 —————— 偏心性均质色素沉着

退化结构 —————— 不对称色素球

原位黑素瘤，其诊断性的特征可能不明显或局限于皮损的某个特殊病灶上。

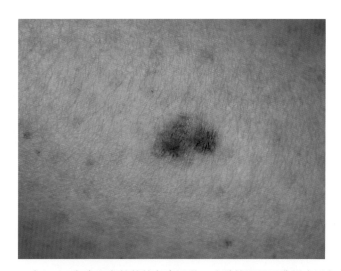

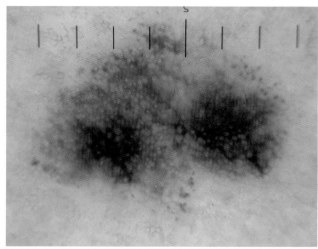

一个 7mm 色素斑有灶状的色素沉着：皮肤镜可见不典型广泛色素网，周围有不对称的小球

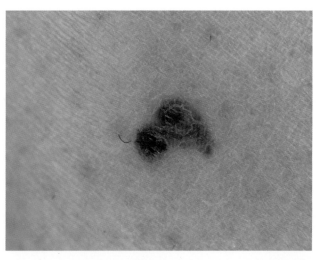

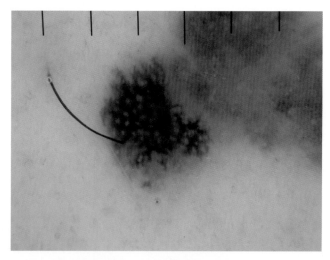

一个 8mm 不规则色素斑有偏心性色素沉着的：偏心性色素沉着由广泛的不典型色网组成，符合原位黑色素瘤

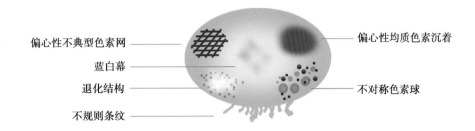

偏心性不典型色素网 —————— 偏心性均质色素沉着

蓝白幕 ——————

退化结构 —————— 不对称色素球

不规则条纹 ——————

原位黑色素瘤和薄侵袭性黑色素瘤有相似的临床和皮肤镜特征。每个病变颜色数量和镜下结构的不对称分布有助于鉴别两者。

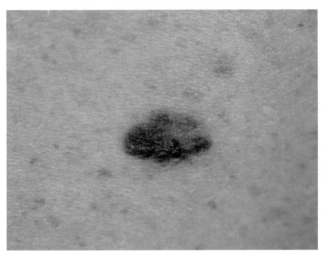

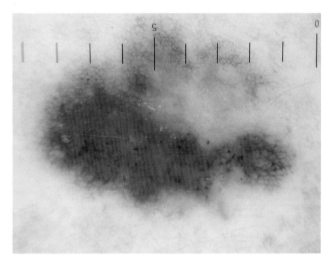

一个 8mm 不规则色素斑有偏心性的色素沉着：不典型色素网，不规则点和球，轻度的蓝白幕和色素过度沉着 – 色素减退可变区出现在 Breslow 厚度 0.4mm 的黑素瘤中

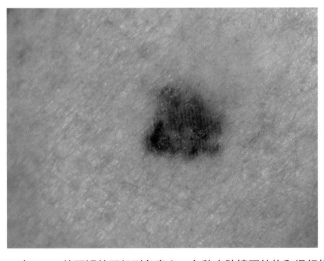

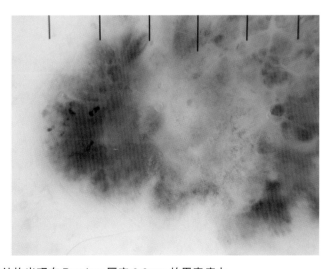

一个 8mm 的可疑的不规则色素斑：多种皮肤镜下结构和退行性结构出现在 Breslow 厚度 0.8mm 的黑素瘤中

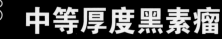

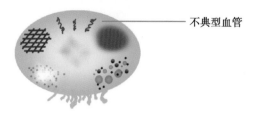

不典型血管

在较厚的黑素瘤中较常见的特点包括不典型血管和蓝白幕。

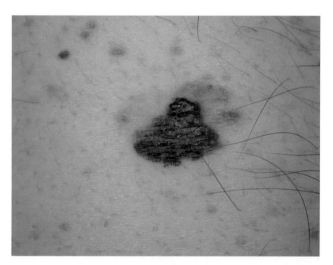
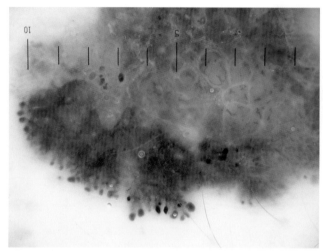

一个 1.3mm Breslow 厚度的黑素瘤，包含不规则球、不典型血管和蓝白幕

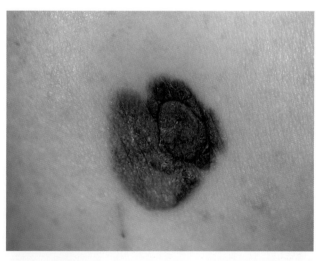
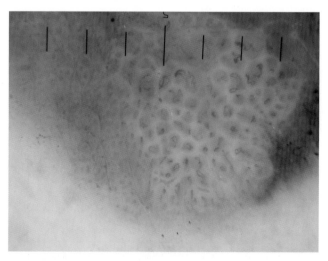

这个含色素减退成分的 1.5mm Breslow 厚度的黑素瘤显示局限性的不规则血管

对于比较厚的肿瘤，诊断特征不明显或缺乏。

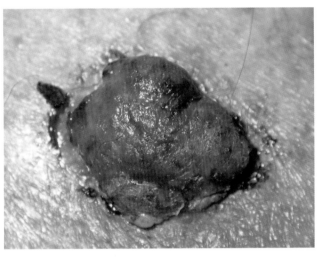
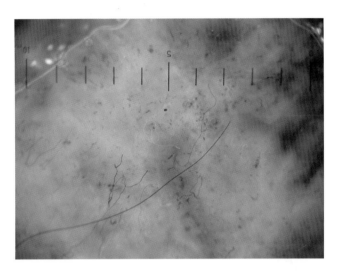

这个溃疡性的 Breslow 厚度 6.5mm 的黑素瘤缺乏皮肤镜特征

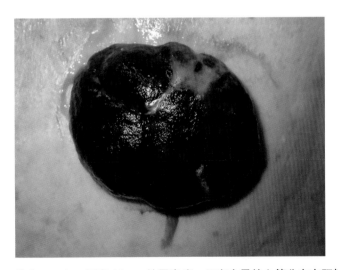
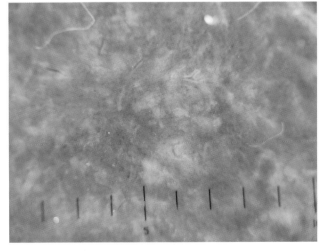

这个 Breslow 厚度 16mm 的黑素瘤，只有少量的血管分布在颗粒状褐色色素中

色素沉着性的黑素瘤：棕色

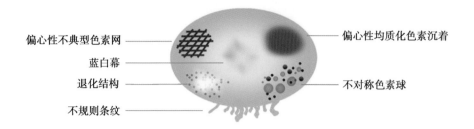

偏心性不典型色素网 —— 　　　　　　　　—— 偏心性均质化色素沉着
蓝白幕 —— 　　　　　　　　
退化结构 —— 　　　　　　　　—— 不对称色素球
不规则条纹 —— 　　　　　　　　

小的黑素瘤皮肤镜诊断细节可能不明显。

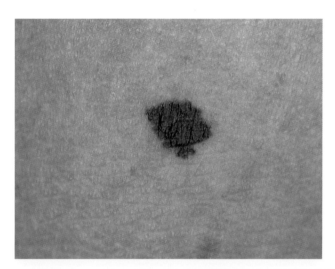

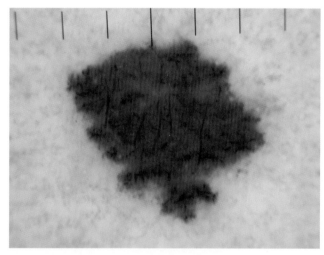

一个直径 4mm，0.3mm Breslow 厚度的黑素瘤表现为地图状的或成角的、色素分布均匀的色素斑，皮纹完好；皮肤镜示均质化的色素沉着，少许色素沉着性的点和条纹

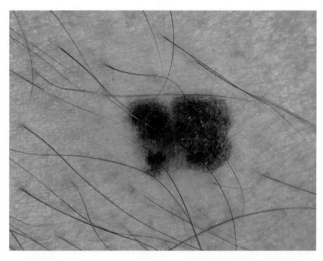

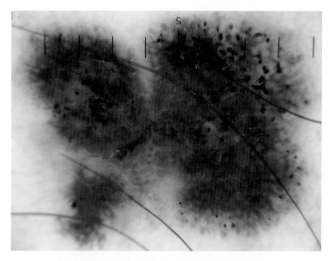

一个直径 10mm，0.7mm Breslow 厚度的黑素瘤，色素斑分布不均匀，皮肤镜示非对称结构的多元模式和灶状蓝白幕

色素沉着性黑素瘤：黑色

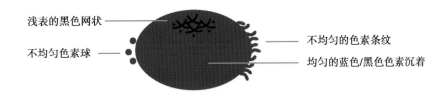

浅表的黑色网状 —— 不均匀的色素条纹

不均匀色素球 —— 均匀的蓝色/黑色色素沉着

色素性肿瘤的诊断特征往往只出现在肿瘤的周边、与正常皮肤的交界处。浅表的黑色网状结构常常出现在色素沉着性的斯皮茨痣中。

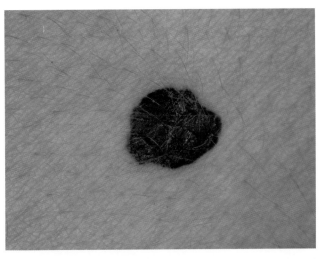

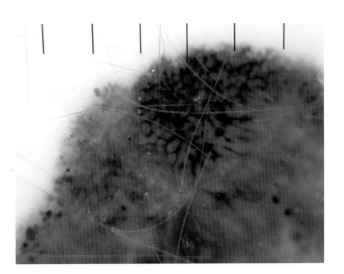

一个有黑点和黑球的浅表的黑色网状，周围有褐色小球的黑素瘤

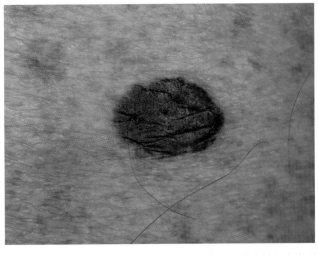

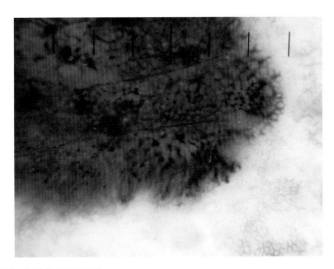

一个具有浅表的黑色网状、有黑点和黑球及不对称的色素条纹的色素沉着性黑素瘤

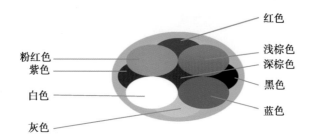

红色
浅棕色
深棕色
黑色
蓝色
粉红色
紫色
白色
灰色

> 多色性黑素瘤通常是浸润性肿瘤。颜色的变化反映了肿瘤细胞在不同深度。粉色区域往往是最能体现新生血管和不典型血管特征的区域。棕色区域反映了皮损的表皮成分，而蓝色色素沉着意味着真皮受累。非常厚的肿瘤很少有颜色，因为表皮、真皮及血管间的界限变得不那么明显。

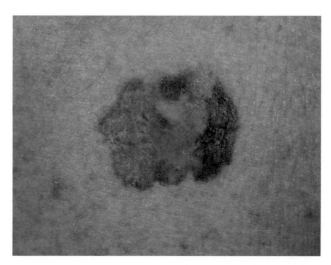
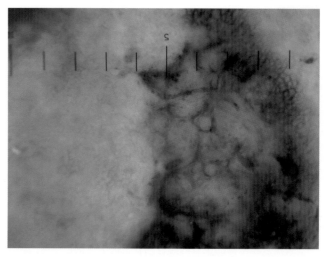

一个 Breslow 厚度 0.35mm 的黑素瘤，具有浅棕色，粉色和深棕色色带；皮肤镜示血管特征（粉色）和不典型色素网深棕色之间的连接

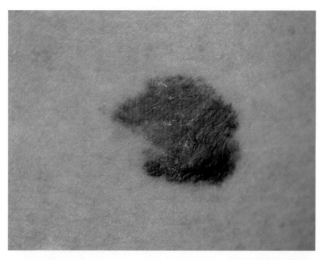
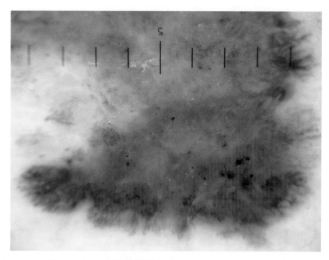

一个 Breslow 厚度 1.0mm 的黑素瘤具有明显的色素沉着对应于皮肤镜下真皮蓝色色素沉着区域

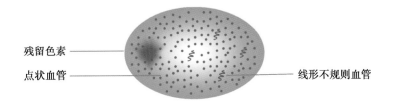

残留色素 ——————

点状血管 ——————

—————— 线形不规则血管

诊断色素减退性黑素瘤是颇具挑战性的，诊断依靠合适的肿瘤怀疑指数，还有详细的肿瘤病史、临床查体和皮肤镜检查，寻找包括灶状偏心性色素沉着和不典型血管在内的皮肤镜特征。

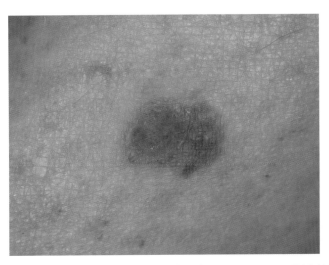

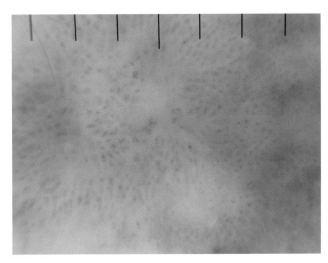

浅棕色斑片上出现新鲜的粉色斑块：在 0.6mm Breslow 厚度的黑素瘤的侵袭部分中可见点状和线形不规则血管

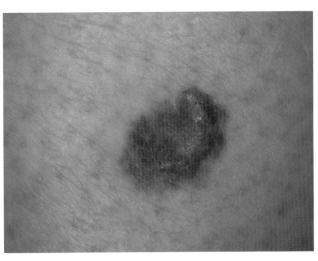

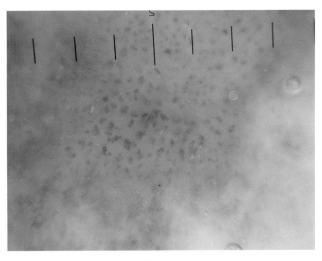

浅棕色斑片上新鲜的粉色丘疹：在 0.8mm Breslow 厚度的黑素瘤上可见点状和线形不规则血管

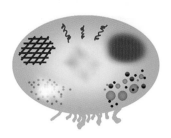

浅表播散性恶性黑素瘤通常在肿瘤边缘典型地呈现不同特征的诊断征象。

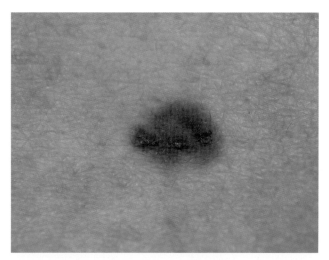

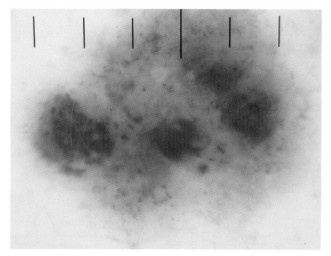

0.4mm Breslow 厚度的浅表播散性恶性黑素瘤：皮肤镜示不规则污斑和不规则小球

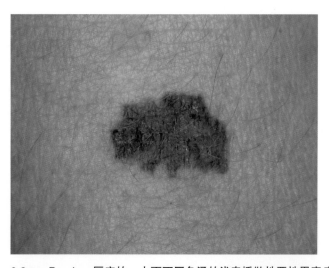

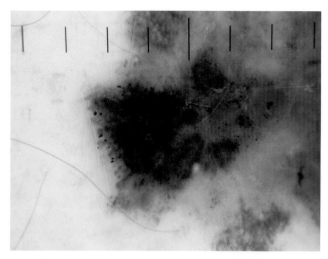

0.8mm Breslow 厚度的、大而不同色泽的浅表播散性恶性黑素瘤：皮肤镜示有多种结构

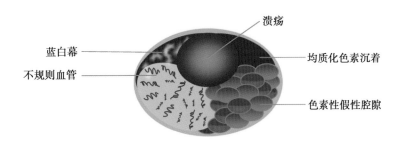

结节性黑素瘤缺乏浅表播散性恶性黑素瘤的典型特征表现如条纹和不典型色素网。不同的是，会出现某些特殊结构，如假性腔隙。假性腔隙类似早期血管瘤的腔隙，但仔细观察可见棕色的黑素细胞性色素沉着。

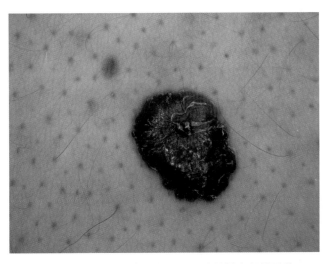

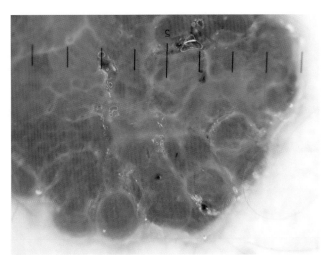

一个 3.8mm 的结节性黑素瘤有不同程度的棕色假性腔隙

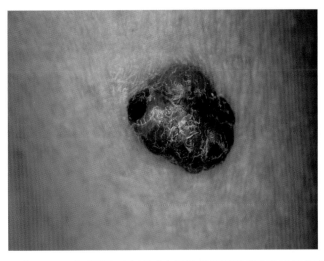

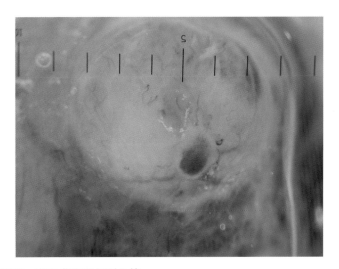

一个 6.5mm 色素增加 / 色素减少型结节性黑素瘤有均质化色素沉着、蓝白幕和不规则血管

小贴示：假性腔隙亦可见于色素性结节性基底细胞癌。

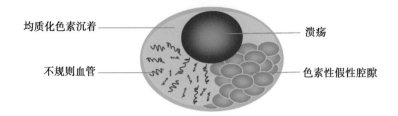

均质化色素沉着 —————— 溃疡

不规则血管 —————— 色素性假性腔隙

色素减退性的结节性黑素瘤以不规则线状和多形态的血管分布为著。可有假性腔隙，但因缺乏色素，通常较难发现。

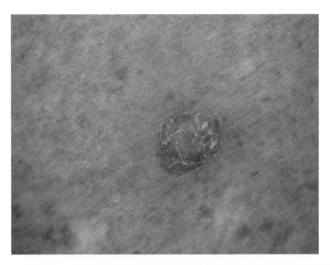

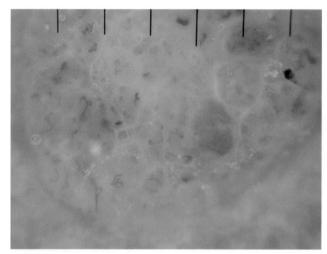

一个 2.6mm 的色素减退性的结节性黑素瘤有多个多形性的血管和色素减退性假性腔隙

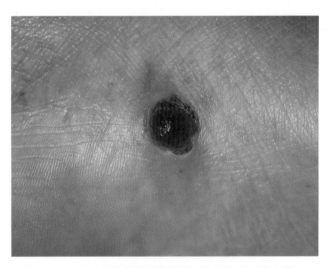

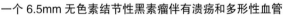

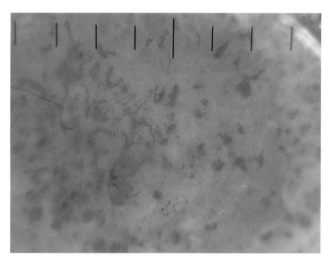

一个 6.5mm 无色素结节性黑素瘤伴有溃疡和多形性血管

小贴士：无色素结节性黑素瘤与良性血管肿瘤相似，如化脓性肉芽肿。因此，组织病理有助于明确诊断。

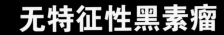
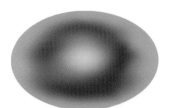

界限不清的棕色/灰色/蓝色/
粉色色素沉着

　　缺乏典型临床特点和皮肤镜下结构的黑素瘤是诊断的难点。无特点黑素瘤不常见，仔细观察还是会有其细微的特征，包括界限不清的多种色素斑疹和背景上血管的变化。

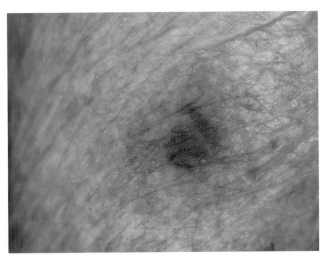
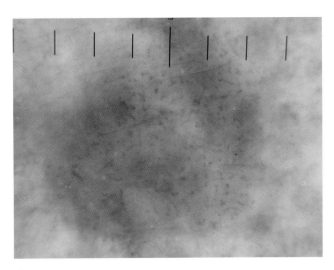

一个 0.8mm 的痣样黑素瘤，边界不清的棕色色素沉着和多形性血管

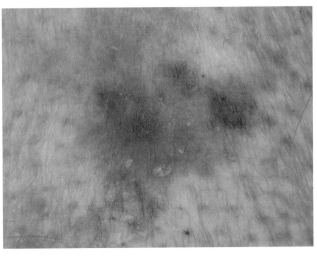
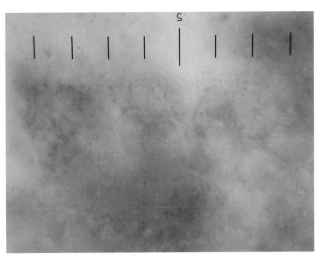

一个 0.8mm 的浅表播散性恶性黑素瘤有界限不清的棕灰色均质化色素沉着

小贴示： 对任何色素性斑疹无法做出良性诊断时，就有必要活检。

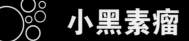
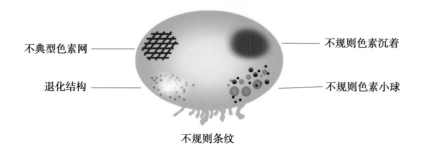

不典型色素网 —————— 不规则色素沉着

退化结构 —————— 不规则色素小球

不规则条纹

小于 5mm 的黑素瘤也会是侵袭性恶性黑素瘤。

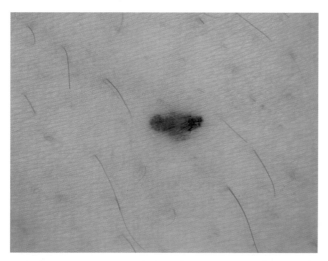

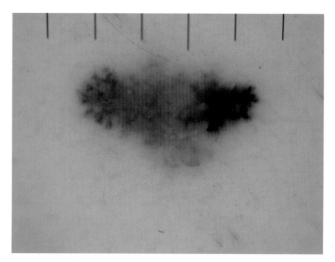

0.2mm Breslow 厚度的黑素瘤出现一端的不规则条纹

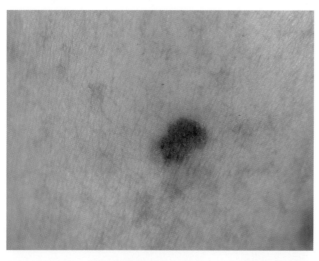

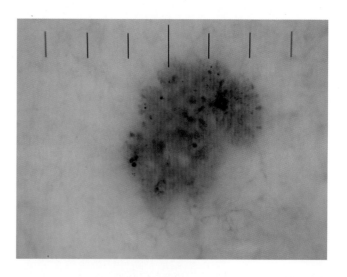

0.3mm Breslow 厚度的黑素瘤有不规则点、小球和退化结构

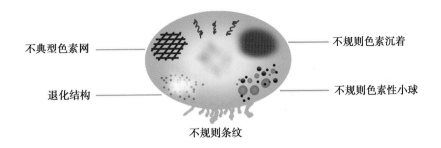

不典型色素网 —————— 不规则色素沉着

退化结构 —————— 不规则色素性小球

不规则条纹

进展性偏心性色素沉着是黑素瘤非常重要的临床特征，可以是单一的或多种组合的不典型色素网、不规则小球或不规则色素性污斑。

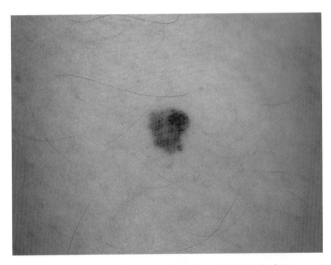

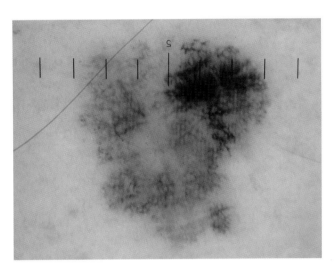

0.3mm Breslow 厚度的黑素瘤伴有偏心性不典型色素网

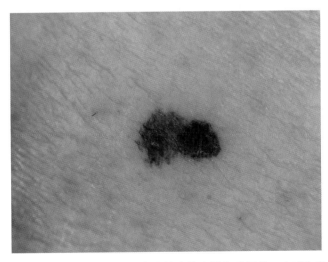

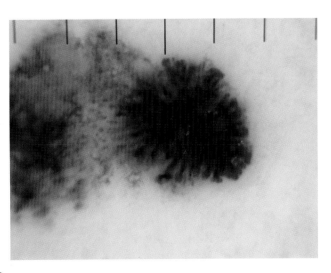

0.2mm Breslow 厚度的黑素瘤伴有偏心性色素沉着、小球和条纹

皮肤转移黑素瘤

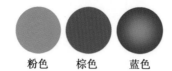

粉色　棕色　蓝色

皮肤转移性黑素瘤可以孤立存在，也常表现为多发粉色、棕色和或蓝色丘疹。当其孤立存在时，临床和皮肤镜表现更像是第二个原发性黑素瘤；而小而多发的皮疹常缺乏典型的临床和皮肤镜特征。

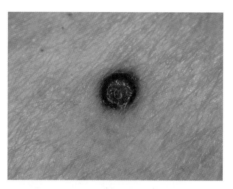
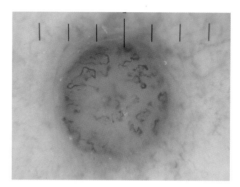

背部黑素瘤的肩部转移表现为粉色结节伴有不规则线状血管

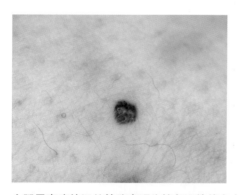
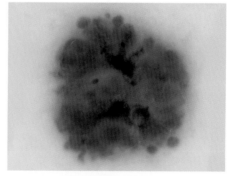

小腿黑素瘤的远处转移表现为棕色斑块伴有中央不规则小球和蓝白幕

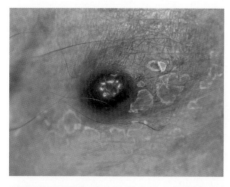
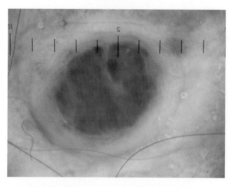

眼黑素瘤的腘窝转移结节表现为皮肤镜下均质化的蓝灰色素沉着，缺乏诊断性特征

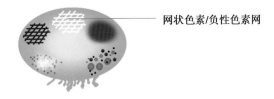
网状色素/负性色素网

色素减退性"负性"色素网可见于早期黑素瘤和斯皮茨痣。由于皮突伸长而呈现白色网状模式。

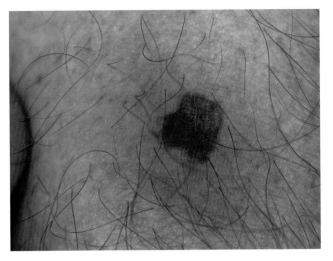
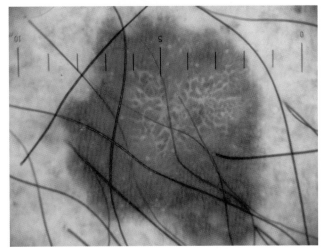

原位黑素瘤伴有界限清晰的负性色素网

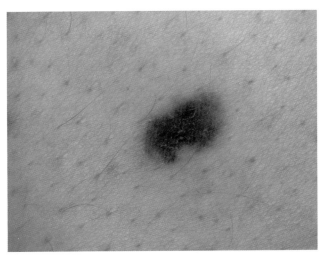
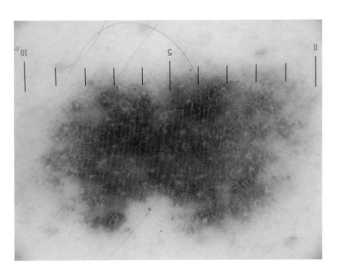

0.25mm 浅表播散黑素瘤伴有模糊的弥散的负性色素网

Rodins K，Byrom L，Muir J.Early melanoma with halo eczema（Myerson's phenomenon）.Aust J Dermatol 2011；52（1）：70-3.

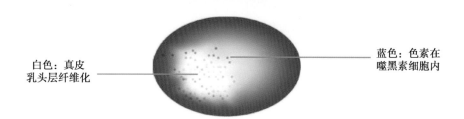

白色：真皮
乳头层纤维化

蓝色：色素在
噬黑素细胞内

> 黑素瘤的退化结构是免疫介导出现的宿主反应，这一动态过程的初始其临床和皮肤镜下表现不明显。皮肤镜下黑素瘤诊断细节逐步被真皮乳头层纤维化的白色／灰色结构和噬黑素细胞内的色素所替代。

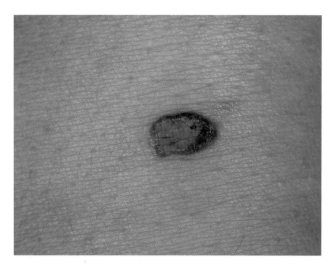

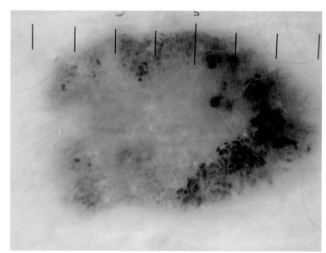

0.65mm Breslow 厚度的黑素瘤外观为具不同色泽的色素斑块：皮肤镜示局灶性的蓝色和白色退化结构

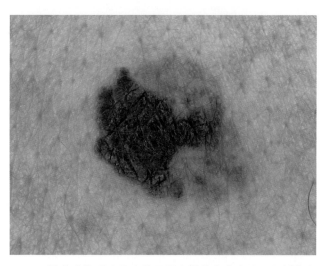

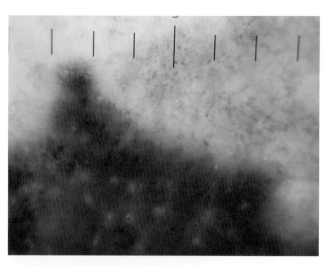

0.8mm 黑素瘤外观为具大片不同色泽的色素斑片，上侧方和下侧壁出现大片色素减退：皮肤镜示广泛的退化和黑素细胞色素脱失

原位黑素瘤

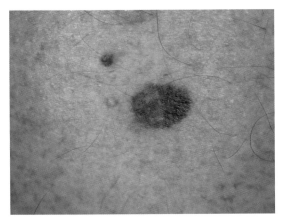 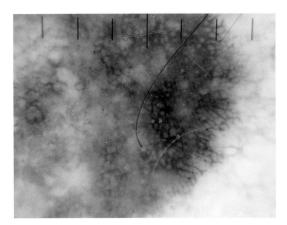

原位黑素瘤伴有不典型色素网

较薄的侵袭性黑素瘤

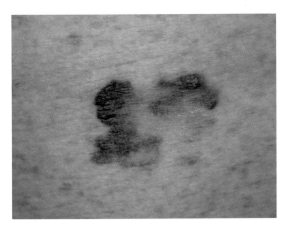 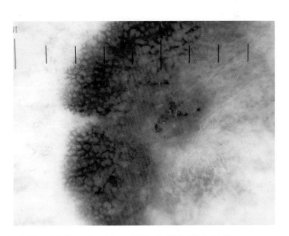

0.85mm Breslow 厚度的浅表播散性恶性黑素瘤临床和皮肤镜下伴有不典型色素网和广泛的退化结构

中等厚度的侵袭性黑素瘤

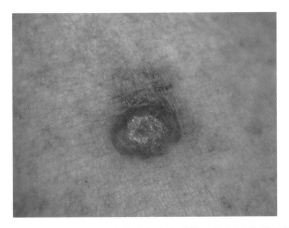 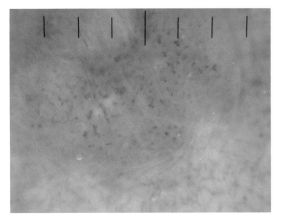

1.7mm Breslow 厚度的黑素瘤皮肤镜下伴有不典型血管结构

自 20 世纪 90 年代中期以来，临床医生努力通过具体的皮肤镜特征评分法简化了黑素瘤诊断，这些法则有助于黑素瘤的诊断，尤其是对刚刚接触皮肤镜的医生。现将常见的评分罗列如下。

七点列表法

1. 不典型色素网	2 分
2. 蓝白幕	2 分
3. 不典型血管模式	2 分
4. 不规则线条	1 分
5. 退化结构	1 分
6. 不规则色素	1 分
7. 不规则点或小球	1 分

≥ 2 分黑素瘤

Argenziano G, Fabbrocini G, Carli P, et al.Comparison of the ABCD rule of dermatoscopy and a new 7-point checklist.Arch Dermatol 1998；134（12）：1563-70.

Menzies 评分法

缺乏阴性特征（如单色皮疹或对称结构）和出现 9 条中的一条阳性特征，即可诊断黑素瘤：

- 蓝白幕
- 多发棕色点
- 伪足
- 放射性条纹
- 瘢痕样色素脱失
- 外周黑色点或小球
- 多种颜色
- 多个蓝色 / 灰色点
- 增宽色素网

Menzies SW, Ingrar C, McCathy WH.A sensitivity and specificity analysis of the surface microscopy features of invasive melanoma. Melanoma Res 1996；6（1）：55–62.

三点列表法

1. 不对称结构	1 分
2. 不典型色素网	1 分
3. 蓝白结构	1 分

≥ 1 分，可疑

Zalaudek I, Argenziano G, Soyer HP, et al.Threepoint checklist of dermoscopy：an open internet study.Br J Dermatol 2006；154（3）：431–7.

ABCD 法

1. 不对称（Asymmetry）	0 ~ 2 分
2. 边界（Border）	0 ~ 8 分
3. 颜色（Colours）	1 ~ 6 分
4. 皮肤镜下结构（Dermoscopic structures）	1 ~ 6 分

总分 =（A × 1.3）+（B × 0.1）+（C × 0.5）+（D × 0.5）

总分 > 5.75，提示黑素瘤

Nachbar F, Stolz W, Merkle T, et al.The ABCD rule of dermatoscopy.High prospective value in the diagnosis of doubtful melanocytic skin lesions. J Am Acad Dermatol 1994；30（4）：551-9.

CASH 法

细节：

1. 颜色（Colours）：淡棕色、深棕色、黑色、红色、白色、蓝色。

2. 结构异常（Architectural disorder）：无、轻微、中度、显著。

3. 对称（Symmetry）：颜色、结构和轮廓。

4. 均质化（Homogeneity）：网、点或小球、条纹或伪足、蓝白幕、退化结构、污斑、多形态血管。

评分：

1. 颜色	1 ~ 6 分
2. 结构异常	0 ~ 2 分
3. 对称	0 ~ 2 分
4. 均质化	1 ~ 7 分

≥ 7 分，可疑

Henning JS, Dusza SW, Wang SQ, et al.The CASH（color, architecture, symmetry, and homogeneity）algorithm for dermoscopy.J Am Acad Dermatol 2007；56（1）：45-52.

法则的局限性

由于黑素瘤外观表现多样，因此对它常不能直接诊断。评分法能够让临床医师着力寻找形态结构上的依据，以明确诊断，但诊断中，不能孤立使用某一种评分法，而应谨慎选择。

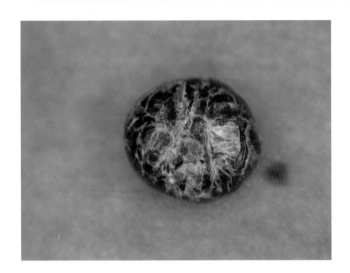

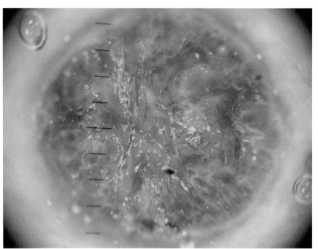

如果采用单一评分法对这一疑似肿瘤皮损，往往无效。皮肤镜下观察单色、无特殊结构。组织病理确诊为结节型黑素瘤（动物型），4.3mm Breslow厚度。

因此，诊断中我们需要注意以下几点：

• 在不同诊断评分中会出现同一标准。

• 虽然缺乏特异标准，但不能排除特殊的诊断。

• 结合皮肤镜下所有特征方能得出最终诊断。

Pehamberger H, et al.*In vivo* epiluminescence microscopy of pigmented skin lesions II.Diagnosis of small pigmented skin lesions and early detection of malignant melanoma.J Am Acad Dermatol 1987；17：584-91.

除此外，我们不能忘记：

• 评分法不能给出诊断，只是根据评分法得出一个分数。

• 当皮损有镜下特征时，评分法才能给出黑素瘤评分。

• 评分法没有考虑个体皮肤类型、年龄、黑素瘤高风险因素。

• 评分法没有考虑肿瘤病史。

• 评分法没有考虑临床特征和可疑因素。

因此，黑素瘤的最终诊断需要综合评估：

1. 肿瘤病史。

2. 临床表现。

3. 皮肤镜下特征。

皮肤镜诊断图谱

Diagnostic
Dermoscopy
The Illustrated Guide

第4章　非黑素细胞性病变

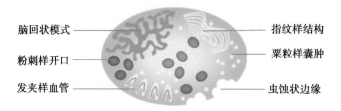

脑回状模式 ——————— 指纹样结构

粉刺样开口 ——————— 粟粒样囊肿

发夹样血管 ——————— 虫蚀状边缘

脂溢性角化病主要有 6 种皮肤镜特征。

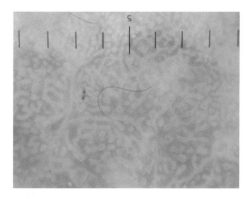

脑回状模式

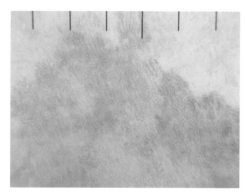

指纹样结构

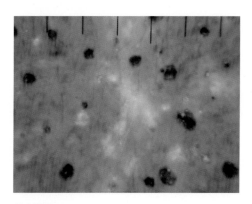

粉刺样开口

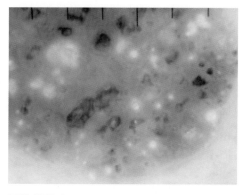

粟粒样囊肿

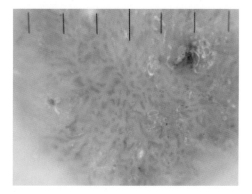

发夹样血管

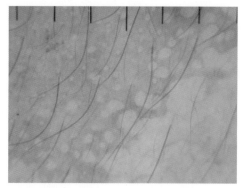

虫蚀状边缘

粟粒样囊肿

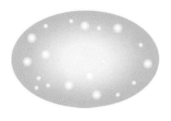
表皮角质囊肿的皮肤镜表现为明亮的粟粒样囊肿。

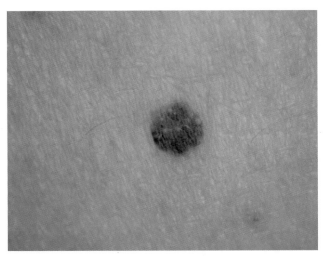

粟粒样囊肿，均质化色素沉着和粉刺样开口

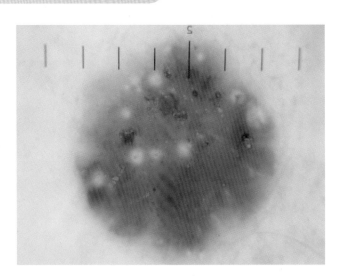

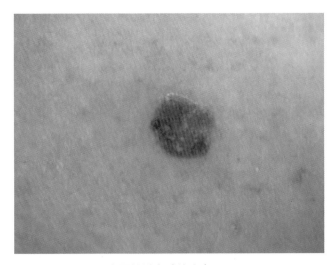

脂溢性角化遍布多个粟粒样囊肿的亮点

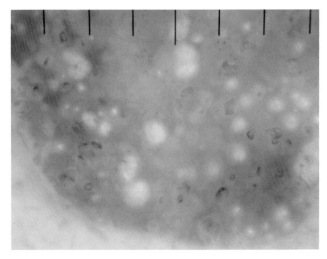

小贴士：这些结构通过偏正光设备不易见，建议采用接触式设备观察。

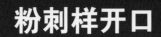
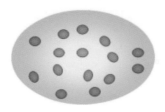

粉刺样开口是由角栓堵塞了扩大的毛囊开口导致的。

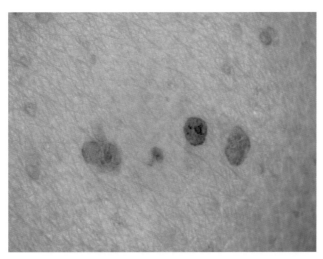
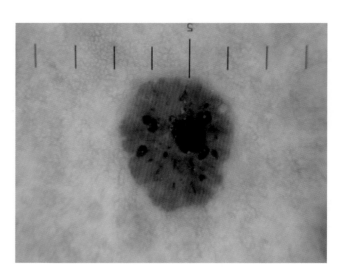

这个小的色素沉着性脂溢性角化上可见一个大的粉刺样开口

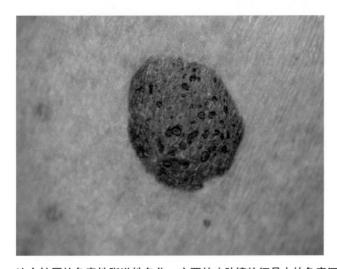
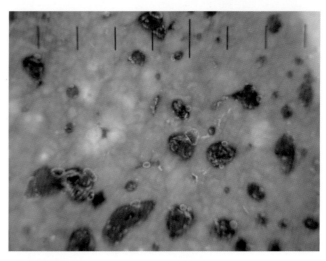

这个较厚的色素性脂溢性角化：主要的皮肤镜特征是大的色素沉着性粉刺样开口

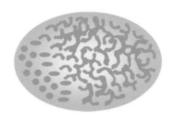

脑回状模式通常是脂溢性角化病的唯一皮肤镜特征。"肥指"或粗线性的沟回、非线性分枝或卵圆形结构。这些结构在形成过程中可能仅仅表现为圆形或卵圆形。

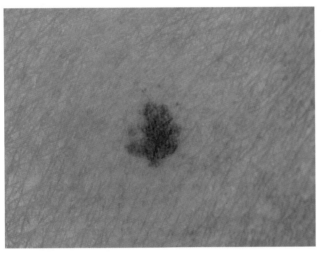

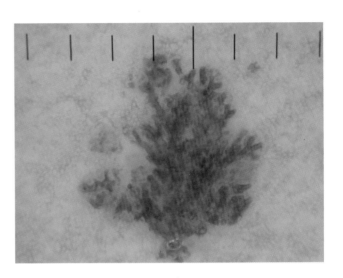

脂溢性角化病：左图为临床照片，右图为皮膜镜下脑回状特征

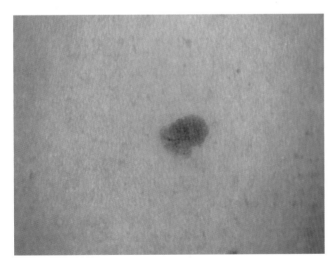

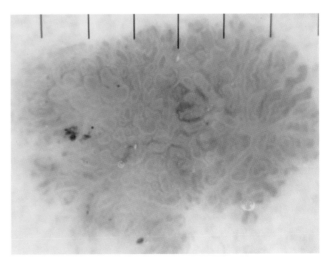

这个脂溢性角化的右侧边缘可见均匀直径的"肥指"

Kopf AW，Rabinovitz H，Marghoob A，Braun RP，Wang S，Oliviero M，et al. "Fat fingers：" a clue in the dermoscopic diagnosis of seborrheic keratpses.J Am Acad Dermatol 2006；55（6）：1089-91.

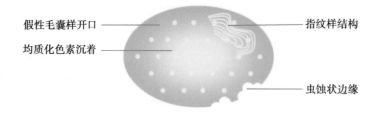

假性毛囊样开口 ——————— 指纹样结构

均质化色素沉着 ——————— 虫蚀状边缘

> 日光性黑子和脂溢性角化症有共同的临床特征和皮肤镜下结构。

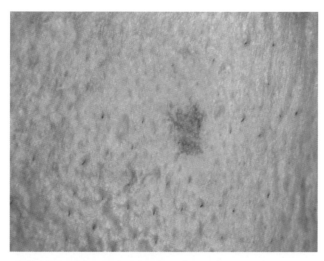

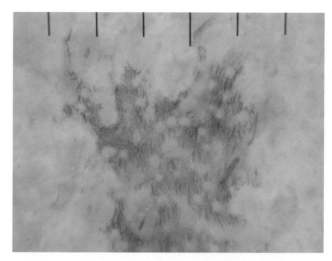

成熟的日光性黑子更易见指纹模式和演变为网状模式,后者类似于黑素细胞痣的色素网,然而,碎片状色素周围均一的色素沉着、假性毛囊样开口和虫蚀状边缘是此日光性黑子的主要特征

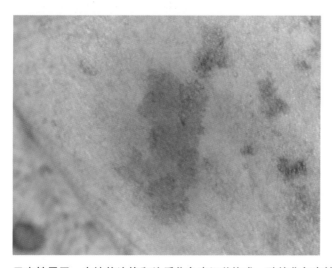

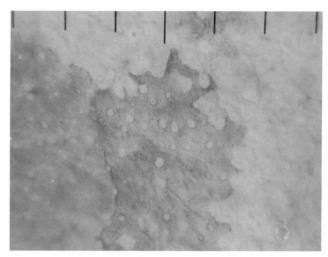

日光性黑子:虫蚀状边缘和均质化色素沉着构成一致的非色素性"孔"表现为假性毛囊样开口

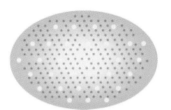

均匀的灰色颗粒状色素沉着

苔藓样角化病属于皮肤炎症性病变，如日光性黑子或脂溢性角化病。典型两个阶段：炎症期和色素沉着期。炎症后灰色色素沉着在皮肤镜下表现为整个皮损均匀分布灰色颗粒状色素沉着。

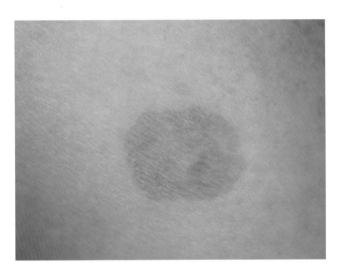

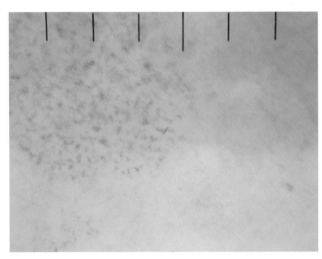

苔藓样变的日光性黑子：皮肤镜示灰色颗粒状色素沉着和残留的日光性黑子的过渡

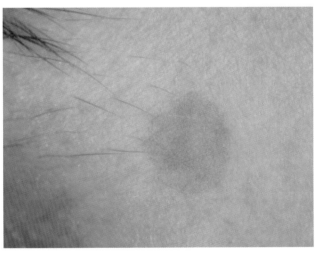

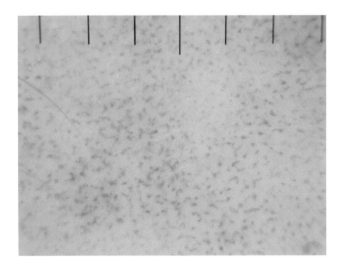

颧骨一处炎症后灰色斑疹：皮肤镜示整个皮损均一分布灰色颗粒状色素沉着

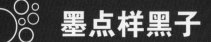

墨点样黑子

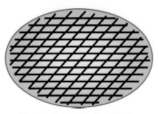

均一的黑色网状色素沉着

墨点样黑子的典型特征为基底细胞的色素增加，皮肤镜下表现为均一的色素沉着网。

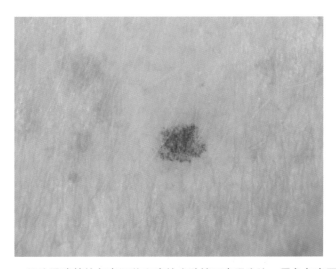

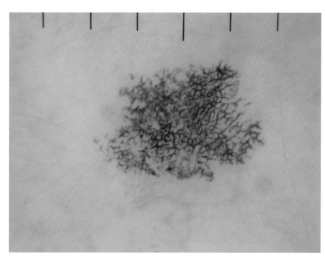

一处边界清楚的色素沉着斑疹的皮肤镜下表现为均一黑色色素网

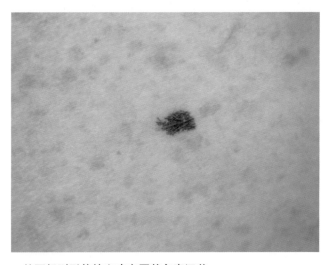

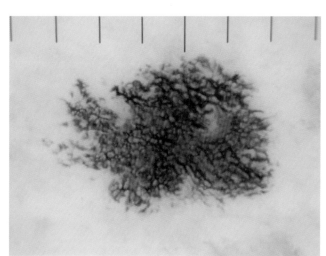

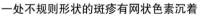
一处不规则形状的斑疹有网状色素沉着

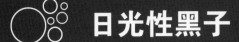
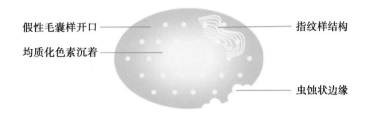

假性毛囊样开口 ——————— 指纹样结构

均质化色素沉着 ——————— 虫蚀状边缘

日光性黑子是由基底细胞的色素沉着增强所致，可发展为脂溢性角化症；两者具有共同的形态学结构。

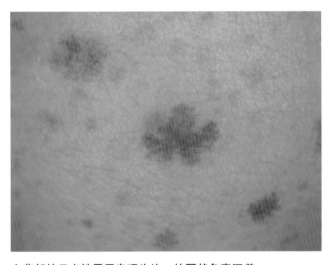

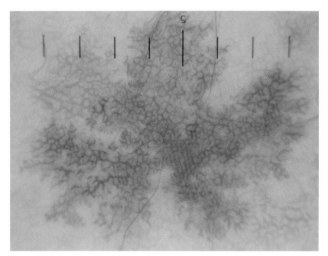

上背部的日光性黑子表现为均一的网状色素沉着

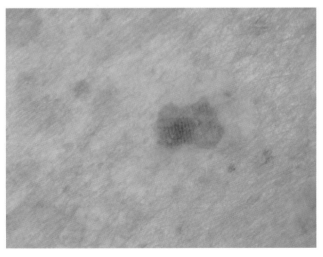

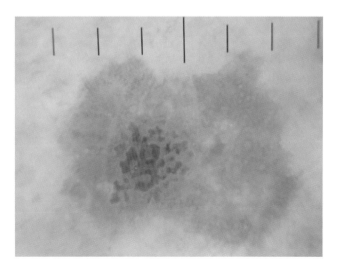

日光性黑子合并脑回状脂溢性角化症

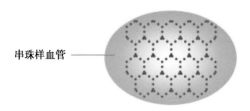

串珠样血管

透明细胞棘皮瘤是脂溢性角化症的变异型，皮肤镜下可见清楚的血管模式。整个皮损呈现多点、发夹样或线状排列的肾小球状血管而形成的"串珠样血管"模式。

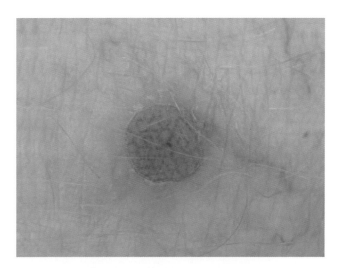

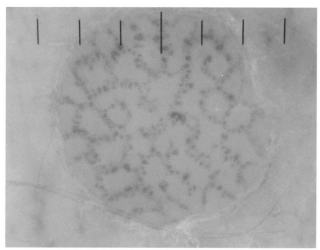

一个既往患非黑素细胞皮肤肿瘤的 80 岁男性的小腿上一处孤立的粉色丘疹：皮肤镜下清楚可见规律排列的"串珠样血管"模式

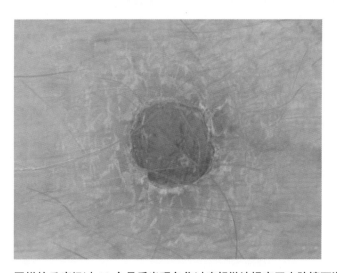

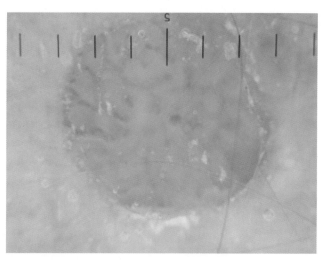

同样的丘疹经过 12 个月后出现角化过度轻微地损害了皮肤镜下潜在的血管模式

小贴士：随着时间演变皮损的临床和皮肤镜特征是动态变化的。

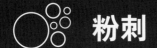
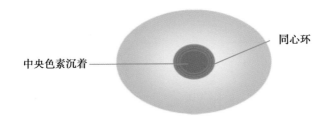

中央色素沉着 —————— 同心环

尽管有时皮肤镜能确诊粉刺，但通常情况下不用皮肤镜也很容易做出临床诊断。

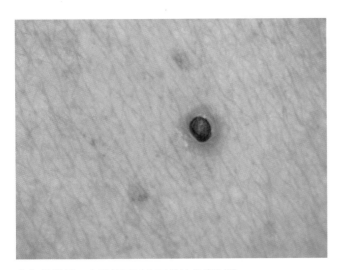

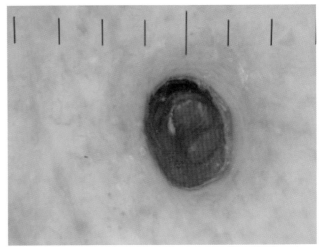

背部的粉刺：皮肤镜示同心环状的色素沉着

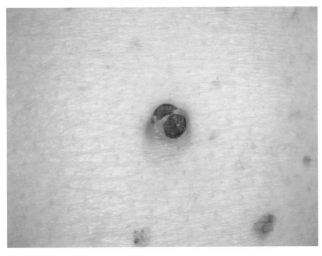

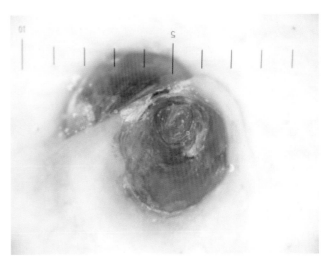

背部的不寻常的色素沉着性丘疹：皮肤镜下易见与粉刺类似的两个毛囊的同心环状色素沉着

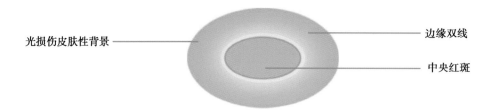

光损伤皮肤性背景 ——————————————— 边缘双线

————————————— 中央红斑

> 汗孔角化病是以角化为特征的病变，主要表现为单个或多个边缘角化的环形萎缩性斑块。角化边缘对应的是组织学上的圆锥形板层，后者在皮肤镜下表现为双线。

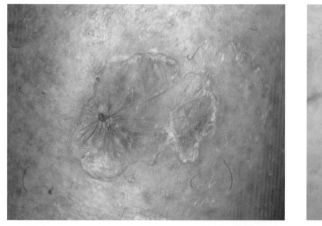
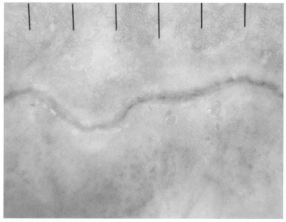

下肢的 Mibelli 汗孔角化症表现为孤立的大的萎缩性斑块：皮肤镜示光损伤皮肤背景下的中央红斑和边缘双线

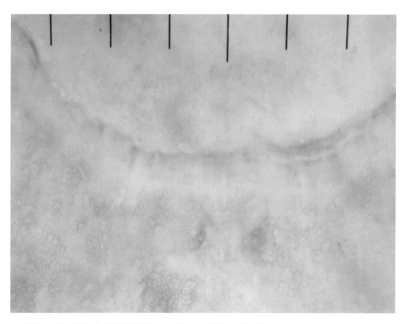

角化边缘的皮肤镜下清楚可见双线和光损伤皮肤背景

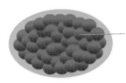
均质化腔隙

血管瘤是良性的血管肿瘤。可以表现为单发或多发的紫色斑疹、斑块、丘疹或结节。血管瘤的组织学特征为表皮下血管扩张，可能形成大的血管腔甚至血栓。血管瘤与血管角皮瘤的临床表现可能有重叠。血管角皮瘤可以形成角化性表面和炎症性内容物，使其临床表现更可疑，不容易诊断。

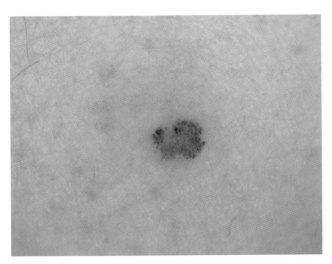

单发的红色斑疹：皮肤镜示均质化红色腔隙

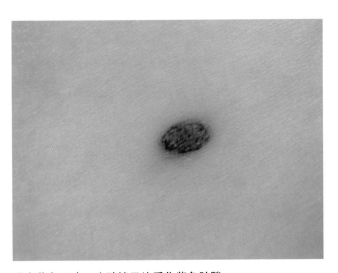

单发紫色丘疹：皮肤镜示均质化紫色腔隙

小贴士：每个腔隙应由均一的颜色组成。

血管角皮瘤

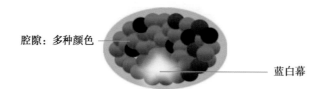

腔隙：多种颜色 ——

—— 蓝白幕

血管角皮瘤中，黑色腔隙比红色腔隙更常见。管腔内的栓塞越严重，腔隙的颜色越深。血管角皮瘤的白幕是由于血管之上有角化过度和棘层肥厚。炎症和红细胞外渗可以表现为弥散的或周围的红斑。

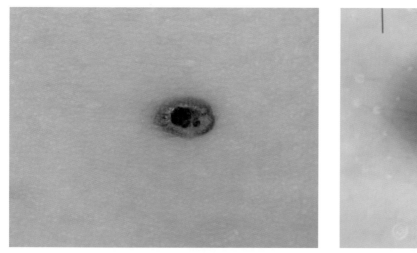
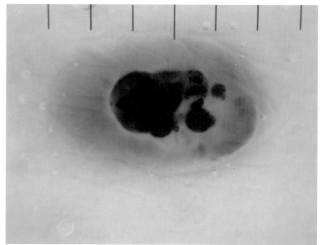

非常可疑的中央发黑的紫色斑块：皮肤镜示在这个血管角皮瘤的中心有大的栓塞腔隙

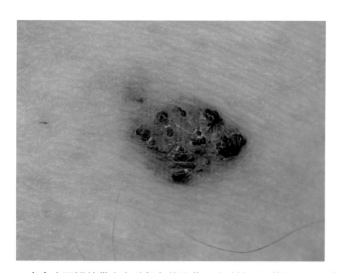
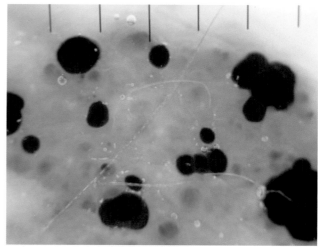

一个高度可疑的带有多种颜色的结节：皮肤镜示血管角皮瘤的紫色腔隙背景上多发小栓塞腔隙和蓝白幕

Zaballos P，Daufi C，Puig S，et al.Dermoscopy of solitary angiokeratomas：a morphological study.Arch Dermatol 2007；143：318-25.

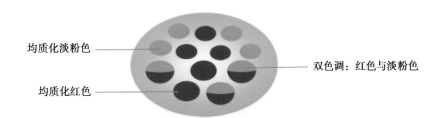

均质化淡粉色

均质化红色

双色调：红色与淡粉色

　　淋巴管瘤是淋巴管的局部增生，表现为肉色的斑块或丘疹。其大小可间歇的增大，紫色的外观反映的是出血到了淋巴管中。皮肤镜特征包括伴有液平面样的小量血液的粉色和双色腔隙，以及伴有大量血液的紫色腔隙。

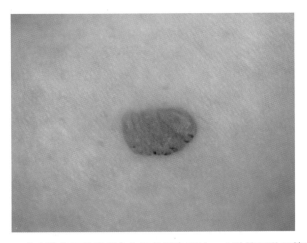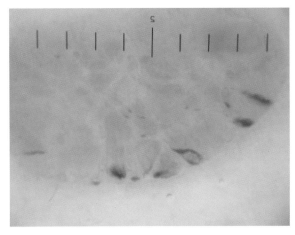

一个含聚焦不清的紫色色沉的橙色斑块：皮肤镜示淋巴管瘤的腔隙内薄的紫色液平面

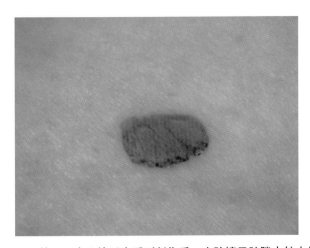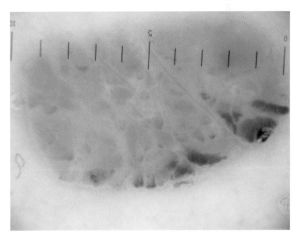

上面的同一个斑块近来受到创伤后：皮肤镜示腔隙内较大的紫色液平面

Arpaia N，Cassano N，Vena GA.Dermoscopic features of cutaneous lymphangioma circumscriptum.Dermatol Surg 2006；32（6）：852-4.

均质化红色/紫色/黑色色素

> 皮肤创伤，特别是肢端皮肤，可引起出血和角层下血肿的形成。临床常见平行模式的出血或者均质化的黑色斑疹。通常没有明确的外伤史，所以在肢端出现紫色 / 黑色斑疹时会引起患者警觉。

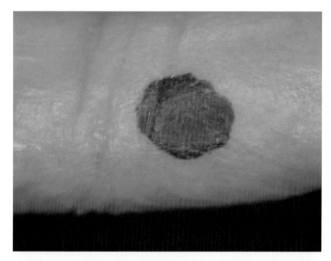
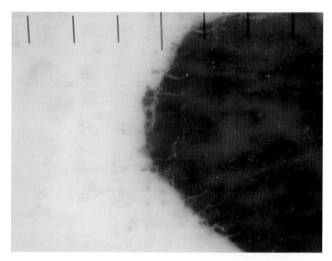

手指的外伤引起大片紫色出血性斑疹：皮肤镜示中央均质化紫色，边缘不连续的紫色小球

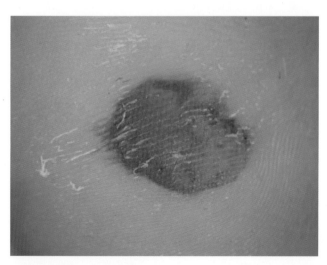
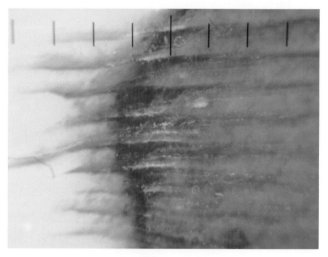

足跟运动损伤：皮肤镜显示大片均质化红色以及紫色色素侧向延伸进入肢端皮沟

角层下血肿：平行模式

平行模式–红色/紫色小球

出血进入肢端皮肤可引起平行模式的色素或均质化模式或红色/紫色/黑色不同颜色的污斑。颜色取决于出血的程度和皮损出现的时间长短。陈旧性皮损可能因为血肿降解而显示不同颜色。

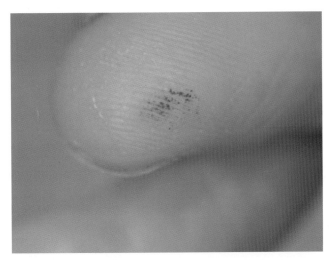
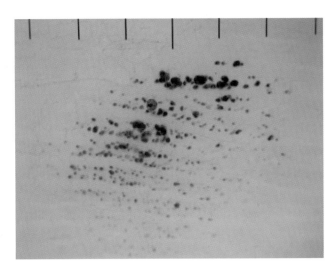

手指夹伤引起明显的角层下血肿：皮肤镜示紫色和红色小球平行排列

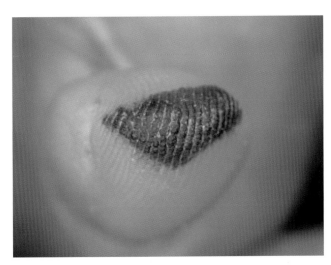
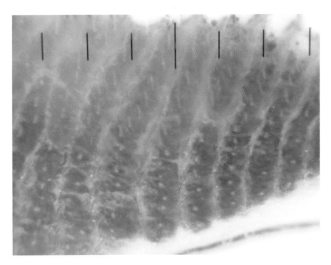

运动伤引起边界清楚的紫色斑块：皮肤镜示均质化的紫色血液充满肢端皮嵴

小贴士：角层下血肿充满肢端皮嵴可以表现为平行嵴模式的色素，类似黑素瘤。

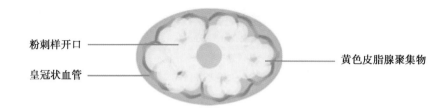

粉刺样开口 ——————

皇冠状血管 ——————

—————— 黄色皮脂腺聚集物

皮脂腺增生可表现为单发或多发的肉色面部丘疹。皮肤镜的特征很不明显。年龄越大越常见，大的皮损可类似皮肤癌，尤其是基底细胞癌。

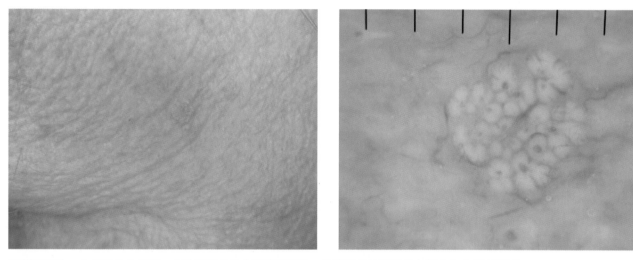

前额侧面的一个蜡黄色小丘疹：皮肤镜示多发皮脂腺聚集物，曲线形成的皇冠状血管和多个粉刺样开口

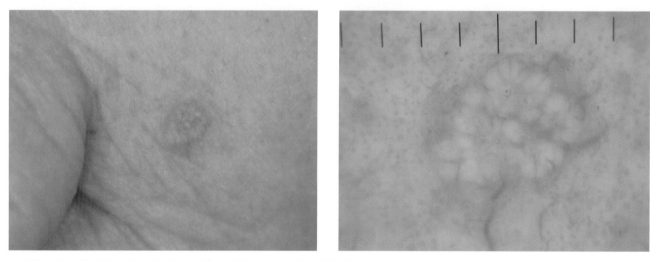

一个较大的耳前黄色丘疹：皮肤镜示曲线形成的皇冠状血管和模糊的黄色皮脂腺聚集物

小贴士：如果在更大的皮损中见到上述特征，诊断考虑皮脂腺腺瘤。

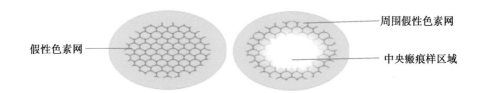

假性色素网 —————————○

周围假性色素网 —————————○
中央瘢痕样区域 —————————○

皮肤纤维瘤是皮肤结缔组织的良性增生，表现为四肢和肩部轻微色素沉着的坚实真皮丘疹。典型的皮肤镜特征包括假性色素网和中央瘢痕样区域。假性色素网是由于表皮棘层肥厚伴表皮突延长和基底层色素沉着形成的。中央瘢痕样区域是由于扩展的中央丘疹成分掩盖了其上方的表皮形成的假网。

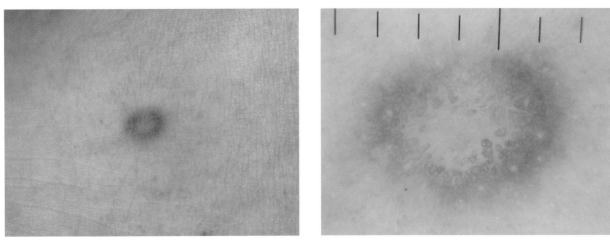

小腿的一个坚实色素性丘疹：皮肤镜示周围假性色素网，中央均质化区域

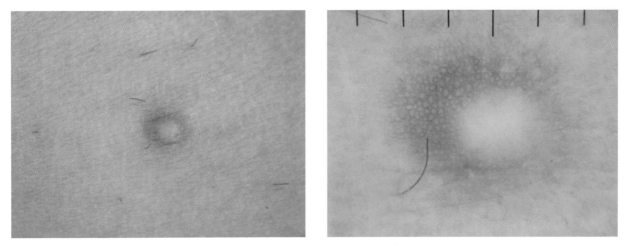

小腿的一个坚实的真皮丘疹：皮肤镜示周围假性色素网，显著的中央瘢痕样区域

Puig S，Romero D，Zaballos P，et al.Dermoscopy of dermatofibroma.Arch Dermatol 2005；141：122.
Zaballos P，Puig S，Llambrich A，et al.Dermoscopy of dermatofibromas：a prospective morphological study of 412 cases.Arch Dermatol 2008;144:75–83.

皮肤纤维瘤：非典型

皮肤纤维瘤有许多临床和组织病理学特征各不相同的亚型。这些皮肤纤维瘤可能缺少上文描述的典型特征。已经出现了大量描述这些皮肤纤维瘤的附加的皮肤镜标准，但是其中的许多并不够特异，也可见于其他皮肤肿瘤。

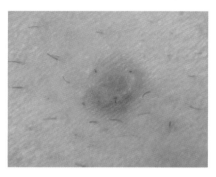
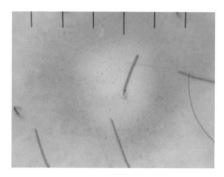

粉色的皮肤纤维瘤：在皮肤光反应类型Ⅰ和Ⅱ并不少见，皮肤纤维瘤表现为坚实的粉色丘疹/结节，皮肤镜下仅显示点状血管

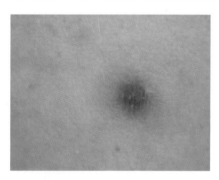
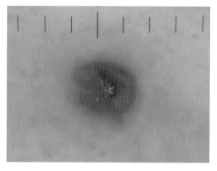

紫色皮肤纤维瘤：一种不常见的类型，良性瘤样纤维组织细胞瘤，表现为紫色结节，临床表现鲜有诊断性特征，皮肤镜下仅见均质性色素沉着

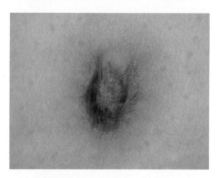
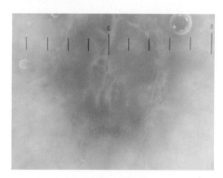

多色性皮肤纤维瘤：临床上非常可疑的一种真皮肿瘤，皮肤镜示多种颜色，有白幕，缺乏皮肤纤维瘤的典型特征

小贴士：任何在临床或皮肤镜下不能确定为良性的真皮肿瘤都应该考虑切除。

Bowling J，Argenziano G，Azenha A，et al.Dermoscopy key points：recommendations from the International Dermoscopy Society.Dermatology 2007；214：3-5.

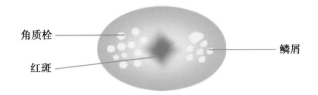

角质栓 ———
红斑 ———
——— 鳞屑

角化不良细胞的临床 - 病理学谱系，一端是光线性角化病，然后是鲍温病，最后一端是鳞状细胞癌（squamous cell carcinoma，SCC），后者除了表皮发育不良外还有不典型增生的角质形成细胞侵入真皮。每种疾病都有相应的皮肤镜特征。然而，由于角化不良细胞本身是一个谱系，皮肤镜特征必须结合临床特征，而不能单凭它作出诊断。

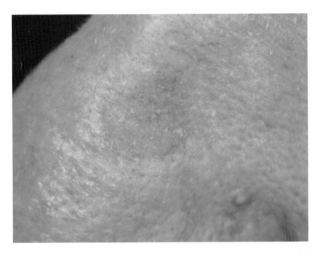

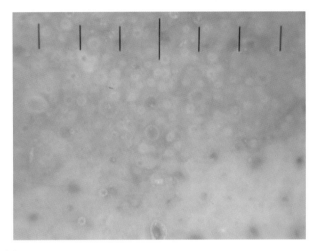

表面带有鳞屑的红色斑疹：皮肤镜示红斑以及毛囊单位隆起增多

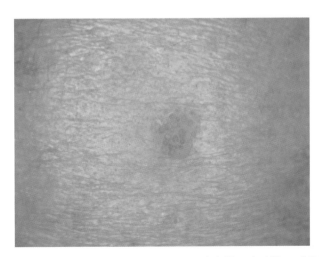

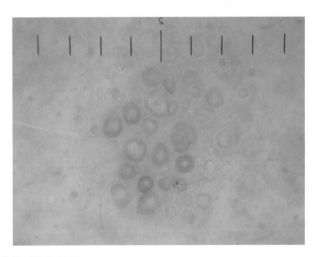

前额的肉色角化性斑块：容易见到毛囊角栓，皮肤镜示"草莓种子"样外观

Zalaudek I，Giacomel J，Argenziano G，Hofmann-Wellenhof R，Micantonio T，Di Stefani A，et al.Dermoscopy of facial nonpigmented actinic keratosis.Br J Dermatol 2006；155（5）：951-6.

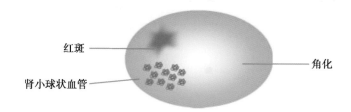

红斑

肾小球状血管

角化

鲍温病可以有典型的肾小球状血管。这些扭曲血管集中成巢而类似肾小球的血管。鳞屑和角化也是一个特征。因是角化不良细胞谱系性疾病，皮肤镜的特征必须与临床的怀疑相结合，而不能只考虑皮肤镜所见。

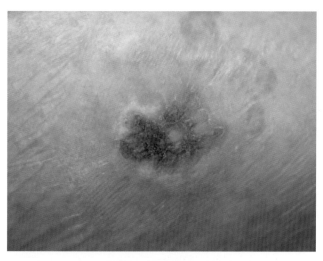

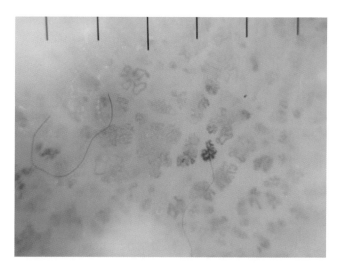

溃疡性红色斑块：皮肤镜示肾小球状血管与红斑

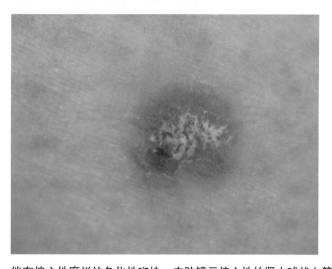

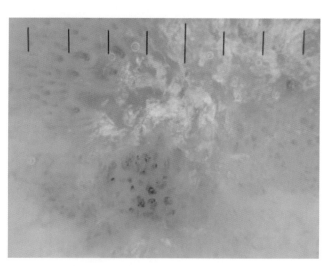

伴有偏心性糜烂的角化性斑块：皮肤镜示偏心性的肾小球状血管和角化

Zalaudek I，Argenziano G，Leinweber B，Citarella L，Hofmann-Wellenhof R，Malvehy J，et al.Dermoscopy of Bowen's disease.Br J Dermatol 2004；150（6）：1112-6.

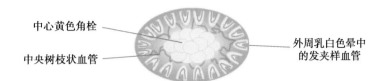

中心黄色角栓
中央树枝状血管
外周乳白色晕中的发夹样血管

鳞状细胞癌（SCC）和角化棘皮瘤有相同的临床和皮肤镜特征：诊断最终需要组织学确认。分化良好的 SCC 和角化棘皮瘤会有较多角化结构，而分化较差的 SCC 倾向于角化结构较少，血管特征更多，包括溃疡。

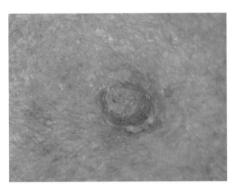
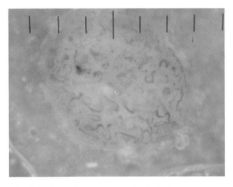

鼻翼红色丘疹：皮肤镜示线状不规则血管，鲜有角化特征；组织学确认为中分化 SCC

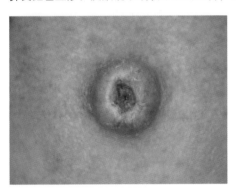
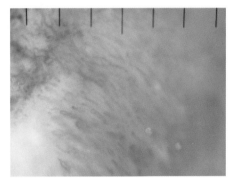

上肢界限清楚的结节，中央结痂：皮肤镜示肿瘤边缘发夹样血管（角化性肿瘤的典型表现），中央树枝状血管；组织学证实为角化棘皮瘤

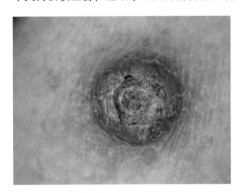
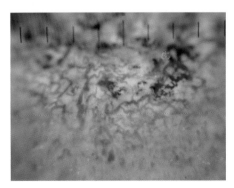

上肢界限清楚的结节，中央角质栓：皮肤镜示不同的血管特征，增生的肿瘤外周有发夹样血管，中央较大的树枝状血管；组织学证实为分化良好的 SCC

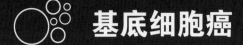
结节型 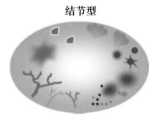   色素性 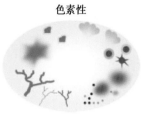   浅表性 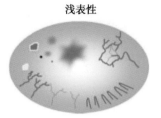   硬斑病样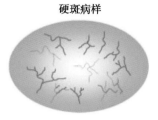

基底细胞癌（basal cell carcinoma，BCC）典型的皮肤镜表现为包括与黑素相关的色素沉着结构和包括红斑及溃疡的血管特征。

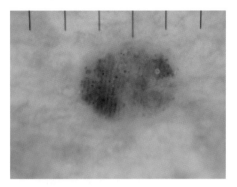

多发性蓝灰色小点和小球

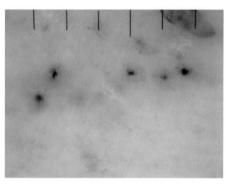

轮辐状色素沉着

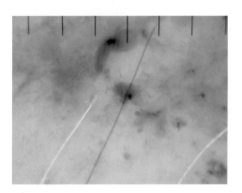

叶状区域

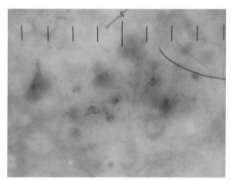

蓝灰色卵圆形巢

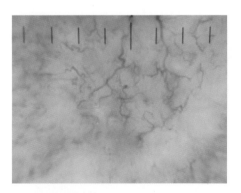

树枝状血管及红斑

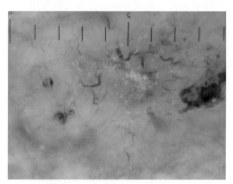

糜烂和溃疡

单发的红色斑疹或斑片是皮肤科医生经常遇到的表现。可以有这种表现的疾病有很多，包括炎症、感染和肿瘤。临床病史和体格检查有助于缩小鉴别诊断的范围。需要鉴别的疾病包括常见的如鲍温病、光线性角化病、色素性脂溢性角化病以及不常见的如皮肤 T 细胞淋巴瘤、乳房外 Paget 病等。炎症性和感染性皮肤病可以很像浅表性 BCC（superfical BCCs，SBCC），特别是表现为单发的斑疹、斑片或斑块。浅表性 BCC 与结节性或者色素型 BCC 相比，常缺乏诊断性的临床特征。

一个单发的红斑

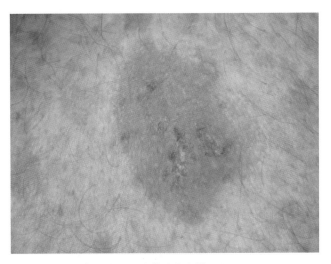

一个伴有局部糜烂的界限清楚的单发性红斑

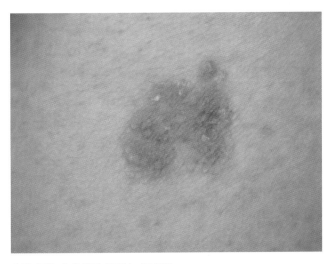

有隆起的珍珠样边缘的红色斑块

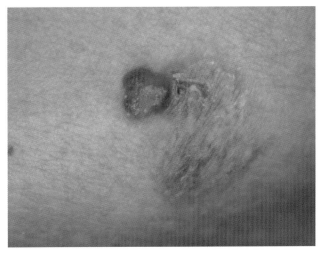

界限清楚的红色斑块，伴糜烂和珍珠样边缘及偏心性结节

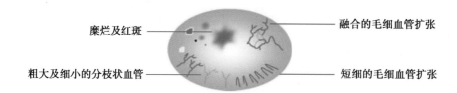

糜烂及红斑 ——————— 融合的毛细血管扩张

粗大及细小的分枝状血管 ——————— 短细的毛细血管扩张

当按压使得临床可见的珍珠样边缘的血管变模糊时，周边会出现粉红色均质化的"幕"。在这个幕中，常见细线状和发夹样血管，被描述为短细的毛细血管扩张。

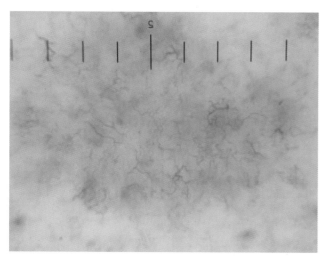

细小的分枝状毛细血管扩张横亘于整个肿瘤

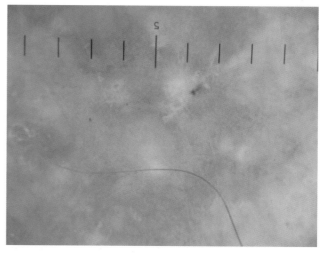

可见红斑和少许糜烂，无血管细节

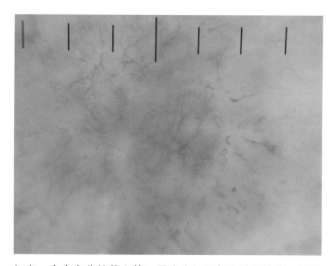

红斑，中央有分枝状血管，周边为粉红色均质化的幕，伴短细的毛细血管扩张

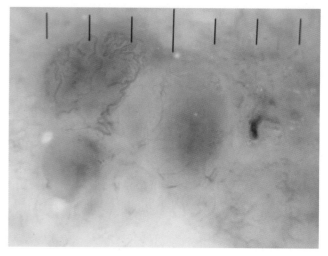

在结节状结构中有融合的毛细血管扩张，伴附加的蓝灰棕色点和蓝灰色卵圆形巢

Scalvenzi M，Lembo S，Francia MG，Balato A.Dermoscopic patterns of superficial basal cell carcinoma.Int J Dermatol 2008；47（10）：1015-8.

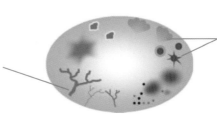

其他结构：粗大的及细小的
分枝状血管、红斑、
局部糜烂、溃疡

蓝色结构：叶状和辐轮状
色素沉着，蓝灰色卵圆巢，
蓝灰色色素沉着

当结节型基底细胞癌逐渐增大时，其临床诊断会变得更容易。临床上正确地鉴别基底细胞癌的亚型将有助于治疗。

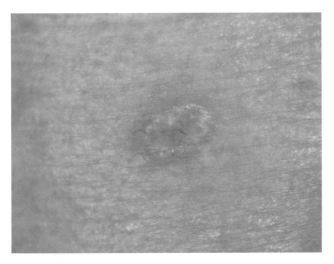

珍珠样斑块

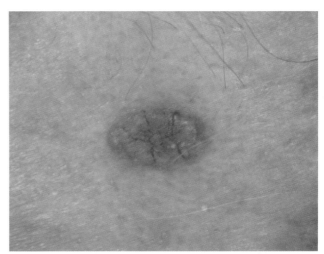

有明显毛细血管扩张的珍珠样斑块

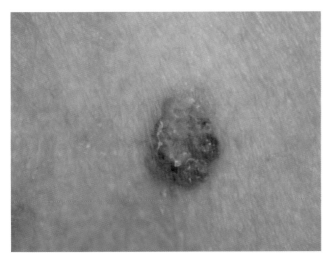

有明显分枝状血管的珍珠样结节

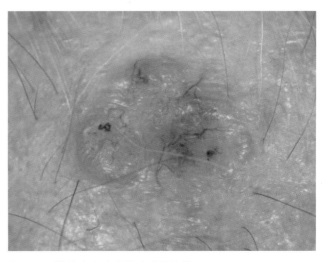

有毛细血管扩张和溃疡的珍珠样结节

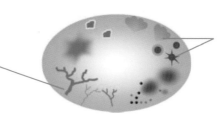

其他结构：粗大的及细小的分枝状血管、红斑、局部糜烂、溃疡

蓝色结构：叶状和辐轮状色素沉着，蓝灰色卵圆巢，蓝灰色色素沉着

在结节型基底细胞癌中，可以通过皮肤镜寻找肿瘤和正常皮肤之间血管模式的变化从而帮助检测肿瘤的范围。

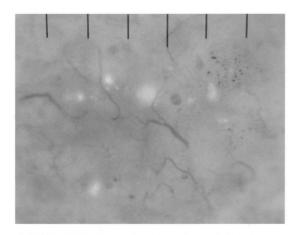

分枝状毛细血管扩张、粟粒样囊肿、蓝灰色小点

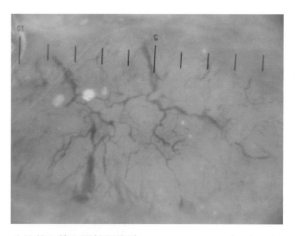

分枝状血管和粟粒样囊肿

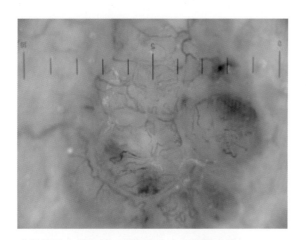

分枝状融合的血管、蓝灰色小点和卵圆形巢

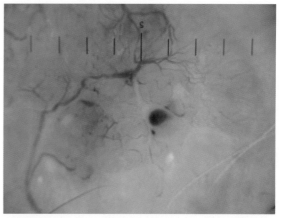

树枝状血管，棕色颗粒状色素沉着，粟粒样囊肿和单个紫色腔隙

Caresana G，Giardini R.Dermoscopy-guided surgery in basal cell carcinoma.J Eur Acad Dermatol Venereol 2010；24（12）：1395-9.

Lally A，Bowling J.Contrasting vascular patterns：a helpful dermoscopic feature for identifying basal cell carcinoma within port wine stains.Dermatol Surg 2010；36（6）：950-1.

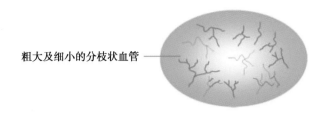

粗大及细小的分枝状血管 ——

硬斑病样基底细胞癌常缺乏临床和皮肤镜学特征，也可能缺乏色素性结构。肿瘤和正常皮肤之间的界限可能不清晰。

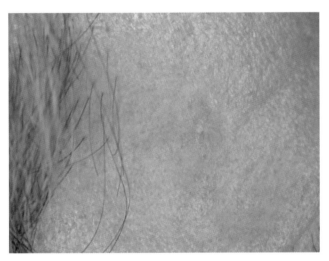
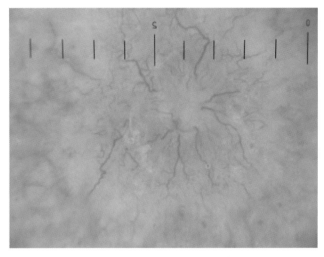

颞部一个边界不清的斑块，分枝状血管是唯一的皮肤镜下特征，受累和未受累皮肤之间的差异仍不清晰

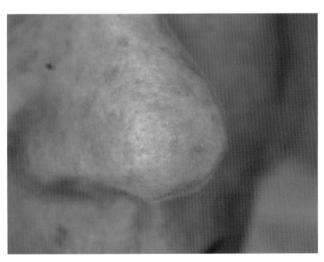
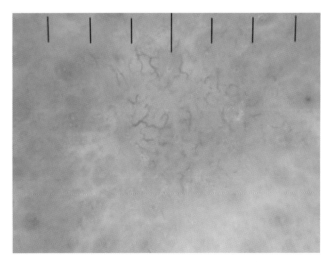

鼻尖上边界不清的红色斑块：皮肤镜示中央边界不清的分枝状毛细血管扩张，与硬斑病样基底细胞癌一致。该患者已行 Mohs 显微外科手术治疗

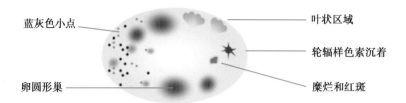

蓝灰色小点 —— 叶状区域
—— 轮辐样色素沉着
卵圆形巢 —— 糜烂和红斑

> 基底细胞癌可以发展为局灶性或广泛的色素沉着区域。此外，基底细胞癌内血管的程度可以改变临床上和皮肤镜下的颜色，如棕色、蓝色、紫色至黑色。

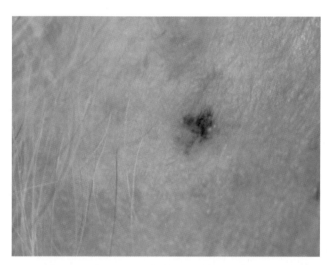
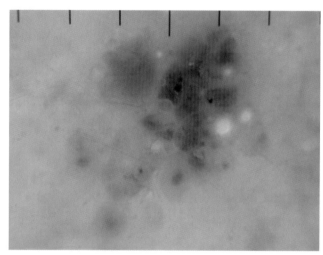

一个色素不均的棕色斑块：皮肤镜示蓝灰色卵圆形巢、粟粒样囊肿、粉刺样开口和分枝状毛细血管扩张

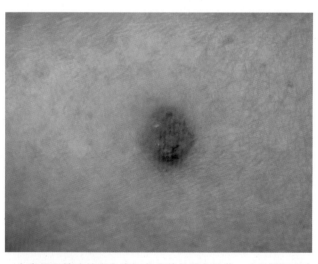
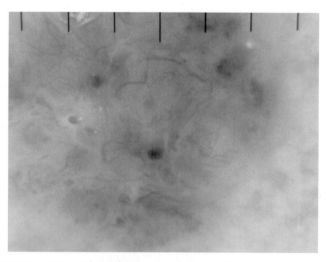

一个类似血管瘤的有色素沉着病灶的紫色结节：皮肤镜示蓝灰色颗粒状色素沉着和卵圆形巢、及广泛的分枝状毛细血管扩张

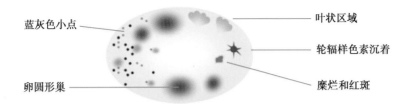

蓝灰色小点 —————— 叶状区域

—————— 轮辐样色素沉着

卵圆形巢 —————— 糜烂和红斑

缺乏明显血管成分的小基底细胞癌可以类似脂溢性角化病和黑素细胞性皮损。

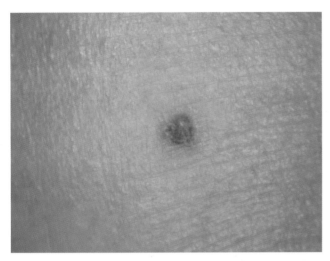

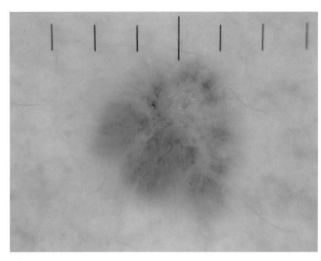

一个淡棕色的鳞屑性斑疹：皮肤镜示基底细胞癌，有蓝灰色和棕色的小点及小球、色素化色素沉着区域和少许弯曲的线状血管

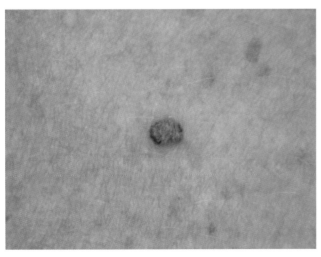

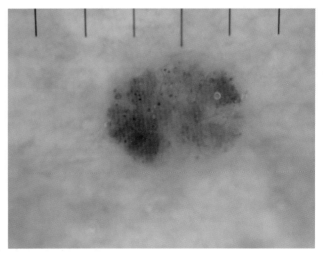

一个 3mm 的伴有偏心性色素沉着的棕色丘疹：皮肤镜示小基底细胞癌的特征，有多个蓝灰色小点和小球，及细小的分枝状毛细血管扩张

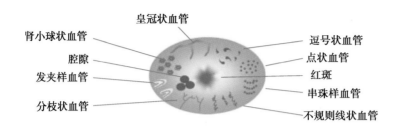

皇冠状血管
肾小球状血管
腔隙
发夹样血管
分枝状血管

逗号状血管
点状血管
红斑
串珠样血管
不规则线状血管

> 皮损内的主要血管可能有助于诊断，由于它们不是非常特异，因此应谨慎应用。

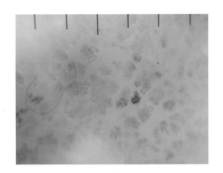

肾小球状血管（Bowen病）

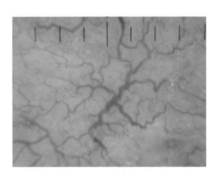

分枝状血管（基底细胞癌）

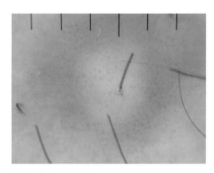

点状血管（黑素瘤）

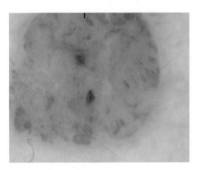

逗号状血管（痣）

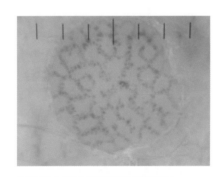

串珠样血管（透明细胞棘皮瘤）

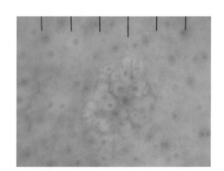

皇冠状血管（皮脂腺增生）

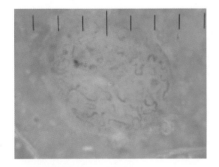

不规则线状血管（肿瘤）

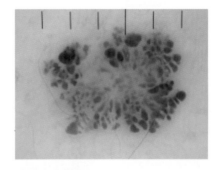

腔隙（血管瘤）

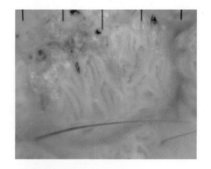

发夹样血管（角化皮损）

Argenziano G, Zalaudek I, Corona R, Sera F, Cicale L, Petrillo G, et al.Vascular structures in skin tumors：a dermoscopy study.Arch Dermatol 2004；140（12）：1485-9.

外源性色素沉着

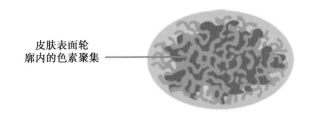

皮肤表面轮
廓内的色素聚集

当外用假的美黑产品后，色素逐渐积累在皮肤表面，夸大了潜在皮损的形貌特征，常导致奇异的色素沉着（St Tropez征）。当产品应用于任何有明显表皮成分的皮损时，如脂溢性角化病、皮内痣、汗孔角化病和日光性角化，此现象均可发生。

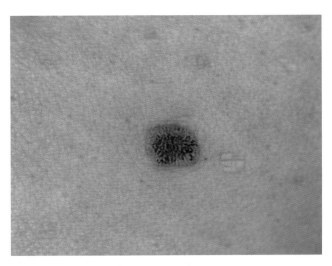

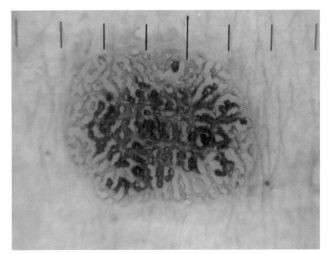

假的美黑产品突出了脂溢性角化病的形貌特征

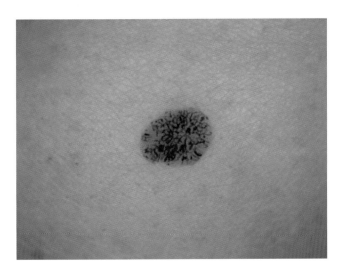

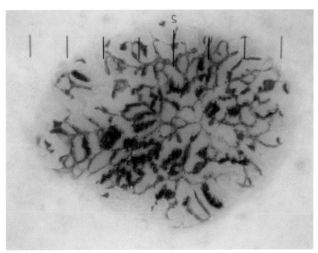

Orpin SD, Preston PW, Salim A.The 'St.Tropez' sign; a new dermoscopic feature of seborrhoeic keratoses? Clin Exp Dermatol 2006；31（5）：707-9.

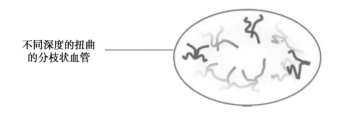

不同深度的扭曲
的分枝状血管

由于血管结构随着时间发展，放疗后瘢痕可类似基底细胞癌。与基底细胞癌不同的是，放疗后瘢痕中的血管粗细不同、扭曲，在皮肤内走行深度不同，表现为焦距的改变。

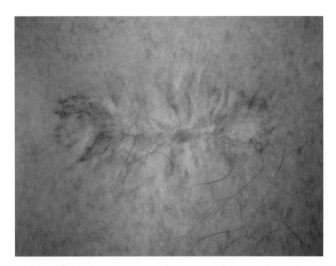

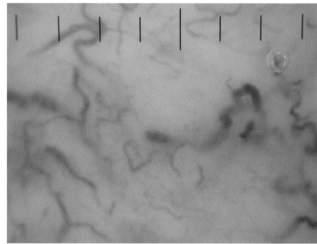

左肩部的基底细胞癌放疗后瘢痕，10年前治疗：可见不同深度的扭曲的粗分枝状血管

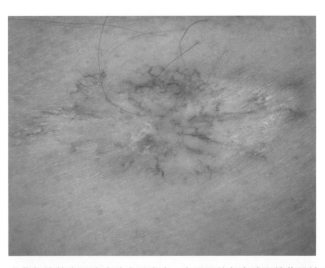

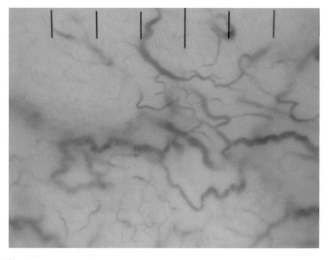

中背部的基底细胞癌放疗后瘢痕，有明显的色素减退性萎缩性瘢痕

肢端解剖

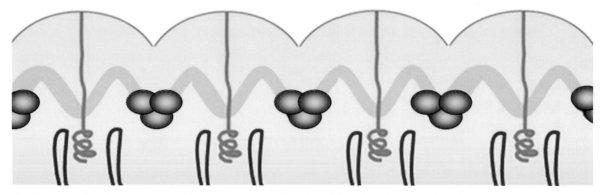

成对的毛细血管围绕汗腺导管,后者开口于肢端的皮嵴;肢端痣的黑素细胞巢位于肢端的皮沟内,显示出窄的平行模式

纤维状模式

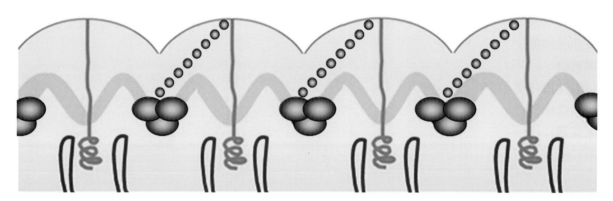

色素穿过皮肤消除时向侧方迁移,产生出纤维状模式:该模式常见于负重部位,原因是行走时的侧向力

肢端黑素瘤

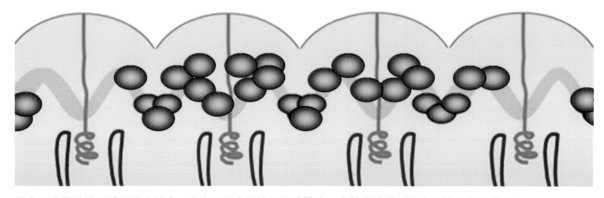

黑素细胞巢扩散到肢端的皮嵴内,产生了更广泛的平行嵴模式:在较厚的黑素瘤中该模式并不清晰

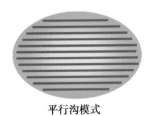
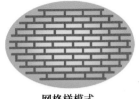
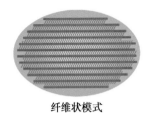

平行沟模式　　　　　　网格样模式　　　　　　纤维状模式

这些模式常见于良性的肢端痣。

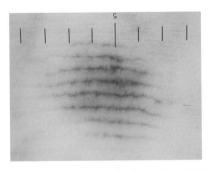
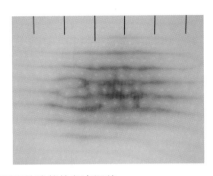
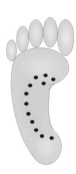

皮沟模式——常见于负重区周围：位于皮沟内平行的线状的色素沉着

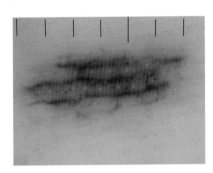
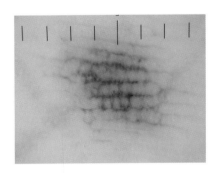
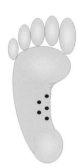

网格样模式——常见于足弓：皮沟平行模式伴其间垂直桥接的色素沉着

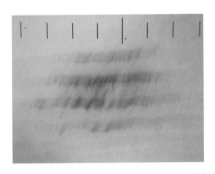
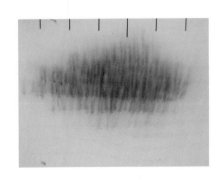
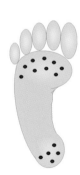

纤维状模式——常见于负重部位：垂直于皮沟的许多规则的细刷纹状色素

Miyazaki A，Saida T，Koga H，et al.Anatomical and histopathological correlates of the dermoscopic patterns seen in melanocytic nevi on the sole，a retrospective study.J Am Acad Dermatol 2005；53：230-6.

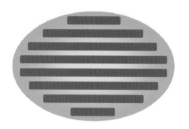

皮嵴平行模式

在肢端恶性黑素瘤中，黑素细胞从自然解剖位置迁移并占据更多肢端单元的空间。这种特征在皮肤镜下可表现为皮嵴平行模式。

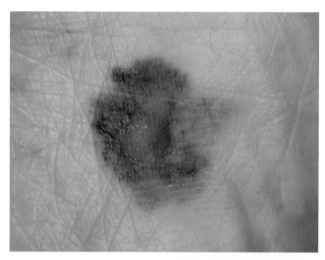

一例非均匀模式的恶性黑素瘤，其下方可见皮嵴平行模式

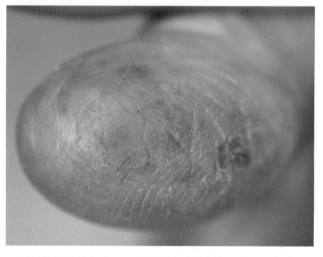

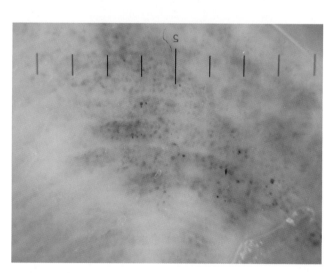

一例复发恶性黑素瘤，可见边界不清的色素沉着及颗粒状 / 小球状皮嵴平行模式

Saida T，Oguchi S，Miyazaki A.Dermoscopy for acral pigmented skin lesions.Clin Dermatol.2002.20（3）：279-85

许多肢端恶性黑素瘤不表现为色素皮嵴平行模式（如前所述），而是呈现出非肢端皮肤黑素瘤的特征。

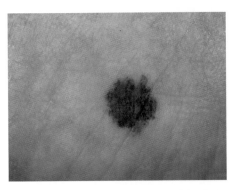
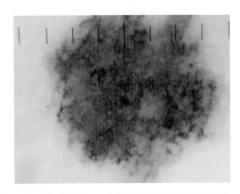

一例足背部非典型黑素瘤皮损：该例肢端原位恶性雀斑样黑素瘤皮肤镜下可见不典型色素网，不规则的色素减退性污斑以及不典型色素球

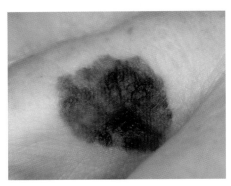
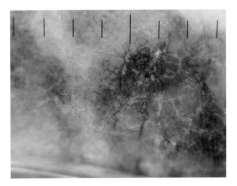

第三趾色素不均的斑块：Breslow 厚度为 0.3mm 的肢端恶性雀斑样黑素瘤，皮肤镜下可见不规则色素沉着，蓝白幕及不典型色素网

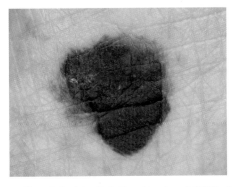
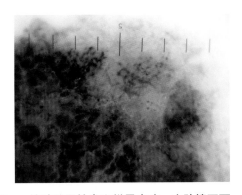

足背巨大色素沉着斑块：Breslow 厚度为 0.9mm 的肢端恶性雀斑样黑素瘤，皮肤镜下可见不规则的色素沉着污斑，不典型色素球，蓝白幕及不典型色素网

肢端恶性黑素瘤临床表现差异较大，给早期诊断造成困难，继而使肿瘤侵犯更深。

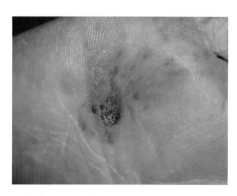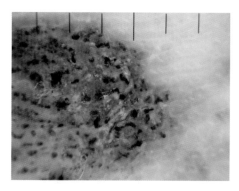

前脚掌多种色素沉着斑片：Breslow 厚度为 1.9mm 的肢端恶性雀斑样黑素瘤，皮肤镜下可见色素沉着性污斑及不典型色素球

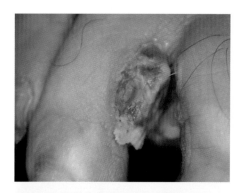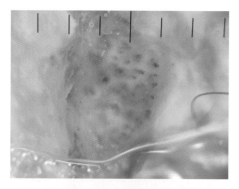

既往按化脓性肉芽肿治疗的血管性结节：Breslow 厚度为 2.6mm 的肢端恶性雀斑样黑素瘤，皮肤镜下可见不典型血管结构

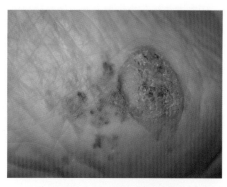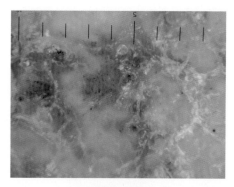

足跟部一个变化的色素性斑块内一个大的浅色结节：Breslow 厚度为 4.9mm 的肢端恶性雀斑样黑素瘤，皮肤镜下未见典型结构

Bristow IR, de Berker DA, Acland KM, Turner RJ, Bowling J.Clinical guidelines for the recognition of melanoma of the foot and nail unit.J Foot Ankle Res.2010.3：25.

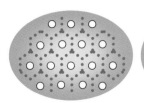
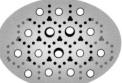
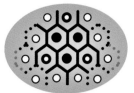
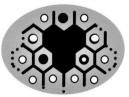

| 环状颗粒状色素沉着 | 不对称色素性毛囊口 | 菱形结构 | 毛囊结构破坏 |

Stolz 提出了恶性雀斑样痣进展分期的皮肤镜模型。随着异形黑素细胞增殖，其皮肤镜下表现亦随之变化，从环状颗粒状色素沉着，毛囊周围不对称色素沉着，毛囊之间的色素扩延，形成菱形结构；最终，当肿瘤细胞侵犯毛囊时，可导致毛囊结构破坏。

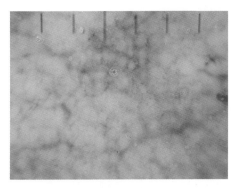
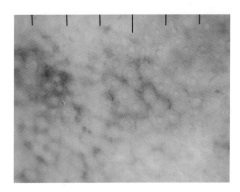

环状颗粒状色素沉着及不对称色素性毛囊口

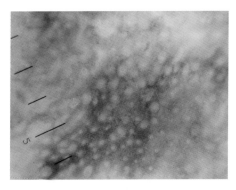
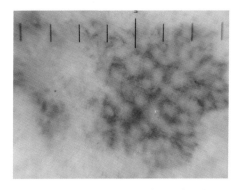

不对称色素性毛囊口及菱形结构；值得关注的是，粉红色均质区域可能是肿瘤侵袭的标志

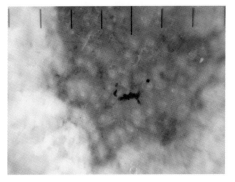
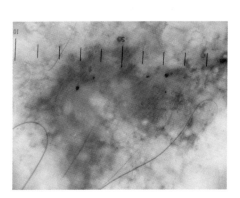

一例恶性雀斑样痣黑素瘤中毛囊结构破坏

恶性雀斑样痣的边界特征是其诊断线索之一，表现为色素逐渐消退；而日光性黑子边界色素陡然消失，可资鉴别。这反映出恶性雀斑样痣边界处的黑素细胞按比例缩减。

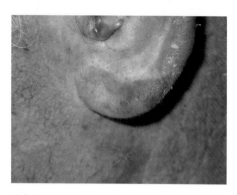 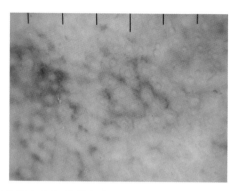

此例左耳垂模糊的色素沉着斑在皮肤镜下表现为棕色色颗粒状色素沉着及不对称色素性毛囊口

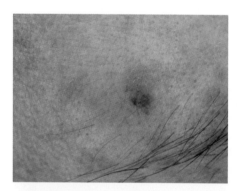 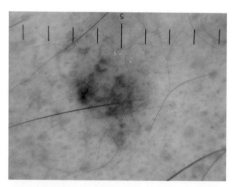

前额模糊的色斑片：皮肤镜下可见棕色和蓝色环状颗粒状色素沉着，不对称色素性毛囊口及模糊的边界

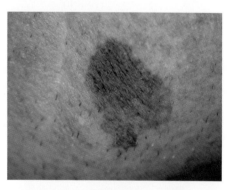 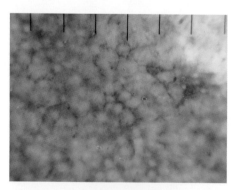

一例面颊部巨大色素性斑块：皮肤镜下可见不规则棕色和蓝色色素颗粒及菱形结构

Schiffner R，Schiffner-Rohe J，Vogt T，et al.Improvement of early recognition of lentigo maligna using dermatoscopy.J Am Acad Dermatol.2000.42（1 Pt 1）：25-32.

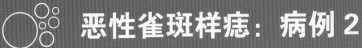
特殊部位

　　恶性雀斑样痣和恶性雀斑样黑素瘤有时十分难以鉴别。临床与皮肤镜表现为恶性雀斑样痣的皮损病理检查可表现出局灶性侵袭的征象。

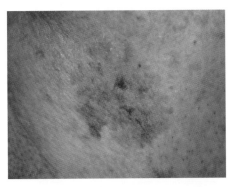

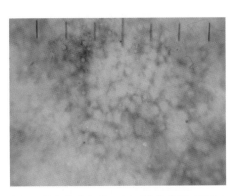

一例面颊部巨大色素不均斑块：皮肤镜下可见棕色和蓝色色素颗粒，不对称色素性毛囊口和菱形结构，提示恶性雀斑样痣可能性大，然而，病理结果证实该皮损为Breslow厚度为0.3mm的恶性雀斑样黑素瘤

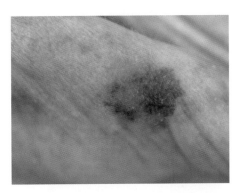

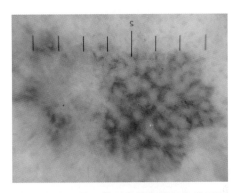

一例耳部不典型色素斑片：皮肤镜下可见环状颗粒状色素沉着、菱形结构和粉红色均质区域（肿瘤侵袭的标志），病理结果证实该皮损为一例Breslow厚度为0.3mm的恶性雀斑样黑素瘤

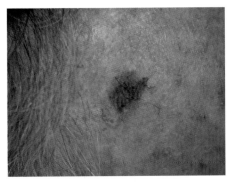

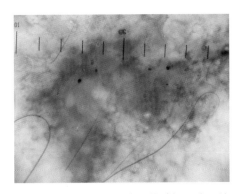

一例右侧颞部色素性斑块：皮肤镜下可见不规则色素沉着性污斑及毛囊结构破坏，病理结果表明该皮损为一例Breslow厚度为1.06mm的恶性雀斑样黑素瘤

小贴示：当皮损色素分布不均匀时，可考虑在粉色区域及色素沉着区域分别取病理活检，以资诊断。

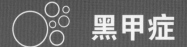
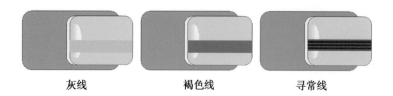

灰线　　　　　　褐色线　　　　　　寻常线

当雀斑样痣发生于甲床时，临床常表现为甲下灰色条纹，而甲母痣则表现为棕色条带，是因其内含有黑素颗粒。

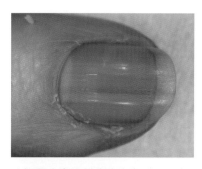
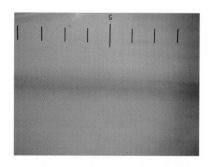

此例甲床雀斑样痣临床表现为模糊的、细而均匀的灰色带，皮肤镜下可见极浅的灰褐色平行线

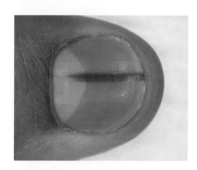
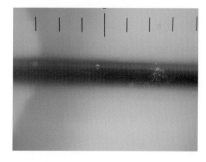

该例远端甲母痣为发生于甲床远端的甲黑线，皮肤镜下表现为均匀的色素沉着

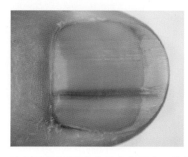
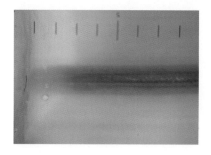

该例近端甲母痣表现为含黑素颗粒的平行带

小贴士：若条带粗细不等或色素分布不均时，需提高警惕。

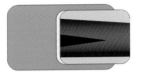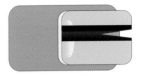

早期甲下黑素瘤可表现为不规则的甲下色素性纵纹。此外，若色素带向近心端扩展，需警惕黑素瘤的可能性。随着肿瘤的侵犯及甲床的破坏，可出现甲营养不良和黑甲症。

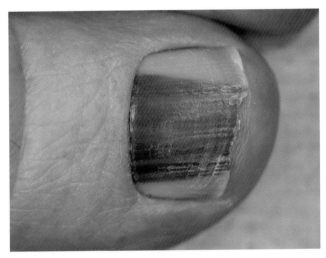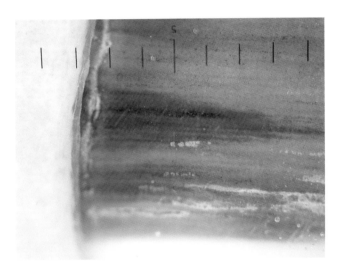

该例 Breslow 厚度为 0.5mm 的甲下黑素瘤，皮肤镜下可见增宽的不规则色素性黑甲症

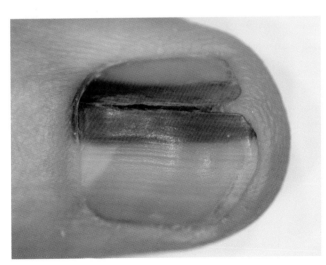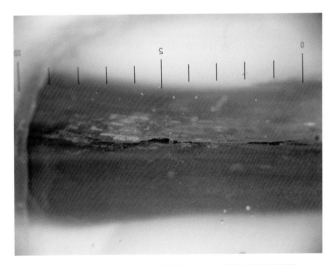

该例 Breslow 厚度为 0.55mm 的甲下黑素瘤，皮肤镜下可见近甲皱处轻度黑甲带增宽以及由于甲营养不良导致的纵行裂隙

Phan A，Dalle S，Touzet S，Ronger-Savlé S，Balme B，Thomas L.Dermoscopic features of acral lentiginous melanoma in a large series of 110 cases in a white population.Br J Dermatol.2010.162（4）：765-71.

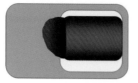

哈钦森征（Hutchinson 征），
甲营养不良，甲缺失

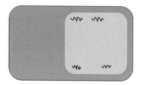

不典型血管及溃疡

随着甲下黑素瘤的进展，甲单元逐渐被肿瘤细胞取代，可伴有甲板缺如。影响临床表现的因素有病程、Breslow 厚度、是否有溃疡及既往有创治疗，如冷冻治疗。肿瘤侵犯越深，皮肤镜特征越不典型。

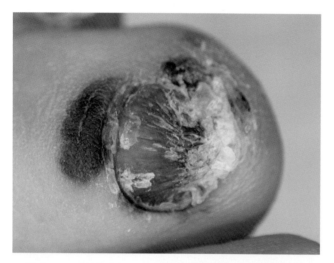
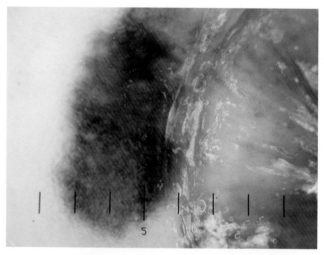

一例 Breslow 厚度为 0.6mm 的甲下黑素瘤伴局部甲板缺如，哈钦森征（＋）：哈钦森指甲征阳性区域可见不典型色素网

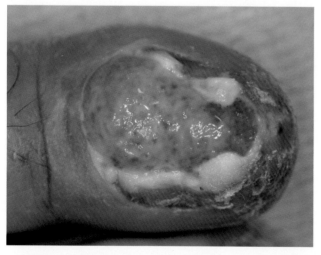
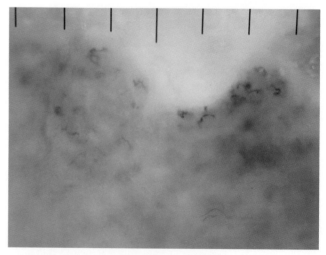

一例 Breslow 厚度为 6.0mm 的甲下黑素瘤，伴全甲板缺如和溃疡：皮肤镜下仅可见红斑及不规则血管结构

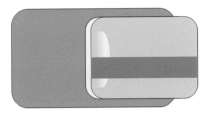

粉色线状色素沉着

单发的红甲都应进一步检查，因其常伴发肿瘤或其它异型性增生的皮损。

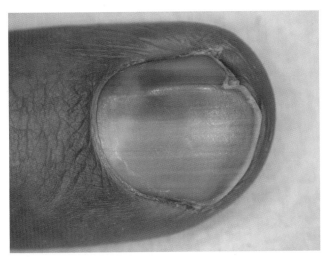

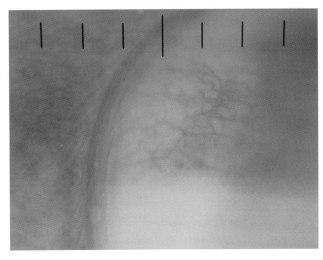

该例质软的甲下血管球瘤可见明显的红甲：肿瘤导致甲板变薄，脆性增加，因此皮肤镜下可见清晰的血管结构以及远端甲板脆弱而形成的甲缘的缺口

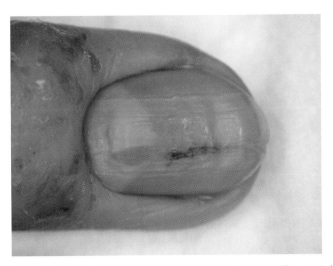

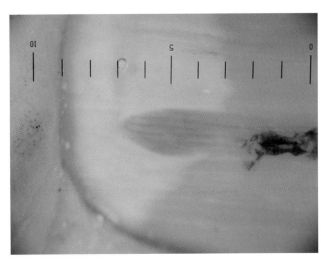

该例甲下病毒角化性的疣引起了局灶性红甲、甲板变薄、远端出血及甲缘缺口

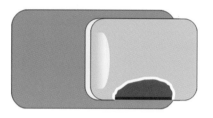

甲侧缘营养不良和溃疡

单甲受累，有渗出物，伴或不伴甲营养不良，需考虑甲单元鳞状细胞癌，并行进一步检查。该皮损皮肤镜特征不特异，需行病理活检帮助诊断。

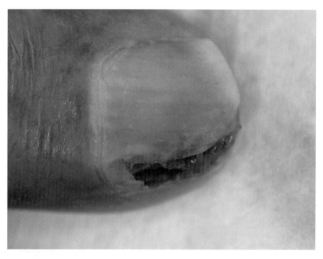 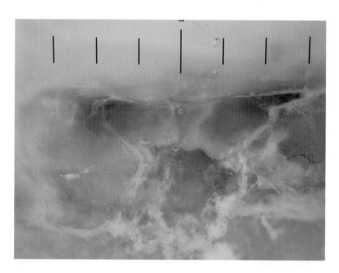

单甲营养不良伴侧甲襞渗出物，皮肤镜下仅可见溃疡

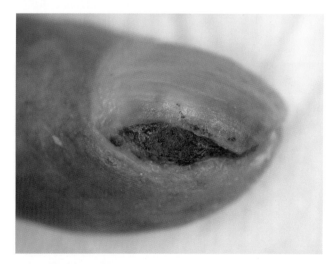 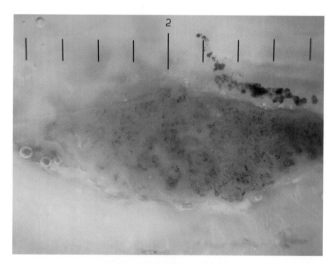

一例中度分化的鳞状细胞癌，临床表现为单甲营养不良伴甲侧缘下端肿瘤隆起，皮肤镜下可见不典型血管结构

小贴士：伴发溃疡的甲单元肿瘤皮肤镜表现的特异性欠佳。

细菌	真菌	病毒
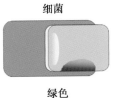	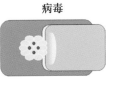	
绿色	斑驳的白色、褐色、奶油色	角化性白晕中紫色/黑色小点

不同类型的甲周皮肤感染在皮肤镜下具有不同特征，这些特征有助于对病因的判断及精准的治疗。

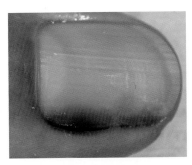 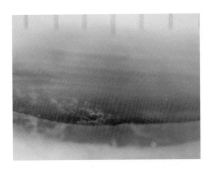

一例发生于肾移植患者的甲周色素沉着。皮肤镜下绿色是铜绿假单胞菌的特征性表现，该菌株可定植于营养不良的甲以及免疫缺陷患者的甲

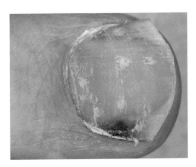 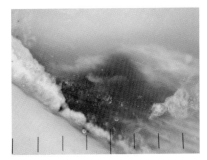

红色毛癣菌感染的趾甲，其表面可见斑驳的颜色改变，以侧甲襞处最典型。皮肤镜下可见奶油色及棕色的色素沉着——色素沉着并非起源于甲床和侧甲襞，因此，可排除黑素细胞来源的色素沉着

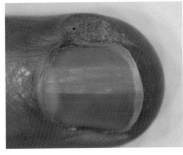 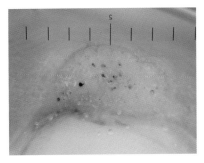

甲周病毒疣，皮肤镜下可见典型的角化性白晕中有紫色/黑色小点

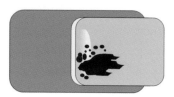

紫色污斑，远端麦穗样结构，
远端及近端的小球

不同于其他解剖部位的瘀斑，甲下出血后，甲床部位瘀斑可持续数月，并随着指（趾）甲的生长逐渐消退。

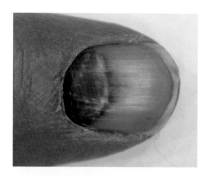
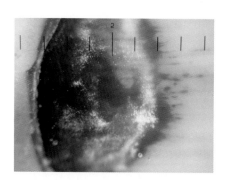

远端麦穗样结构

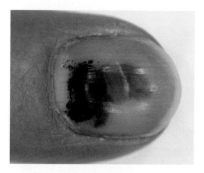
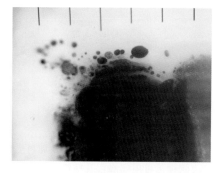

远端及近端的小球

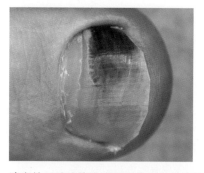
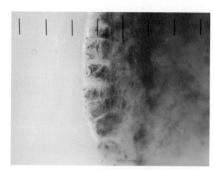

清晰的近端边缘及瘀斑吸收后斑驳的色素沉着

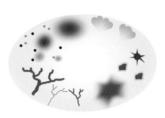

头皮基底细胞癌通常会有诊断学意义上的特点，但有时也会很不明显。

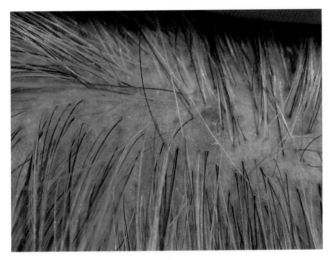

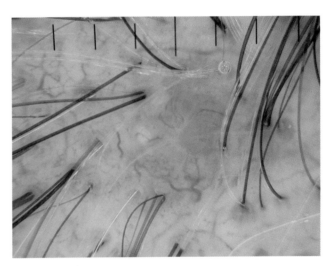

皮肤镜下，小的头皮基底细胞癌显示典型的树枝样血管

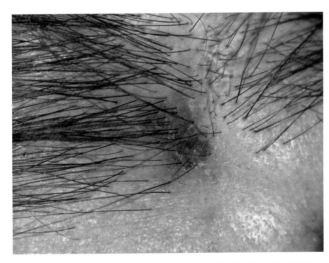

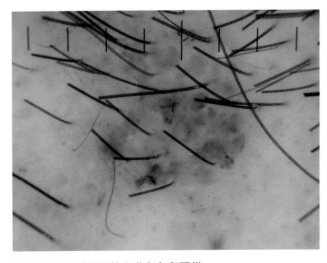

在前发际的一个小的色素沉着斑片，剪掉毛发后有利于观察，皮肤镜下显示树叶样结构和蓝灰色卵圆巢

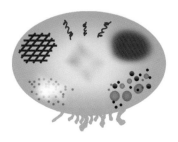

头皮黑色素瘤可以类似良性的脂溢性角化症和日光性黑子，虽然不明显但还是存在诊断特征，对于头皮色素性皮损，皮肤镜及临床不能确定是良性病变，应考虑进行组织活检。

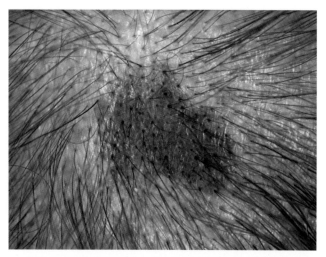

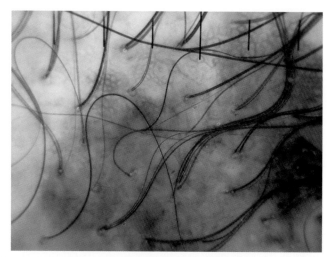

一位哥伦比亚男性患者的头皮单发的色素性斑块，皮肤镜显示：这个原位黑素瘤具有不典型色素网、不规则色素点、小球及蓝白幕的黑素细胞特点

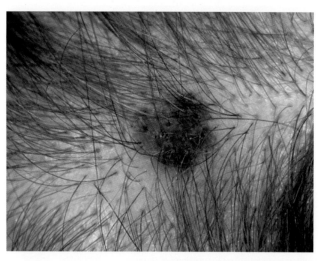

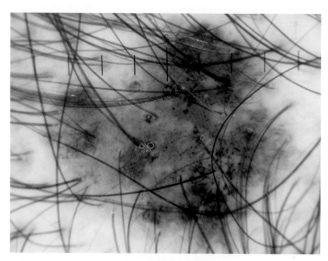

一位居住于美国南部的高加索男性头皮一个疣状的色素性斑块，皮肤镜显示：这个 0.8mm Breslow 厚度的黑素瘤具有不典型色素网、不规则色素点、小球及蓝白幕的黑素细胞性特征

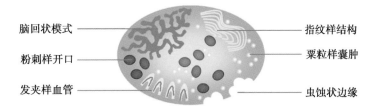

脑回状模式 —————— 指纹样结构

粉刺样开口 —————— 粟粒样囊肿

发夹样血管 —————— 虫蚀状边缘

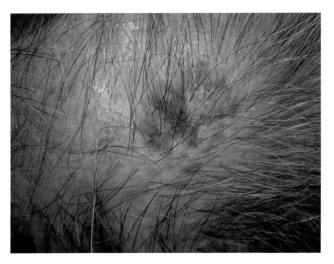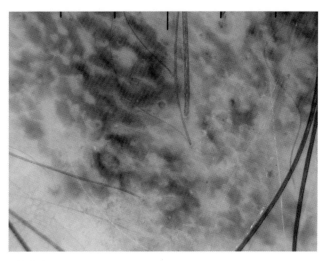

一个头皮上色素不均的斑片，皮肤镜显示：一个脑回状模式的脂溢性角化症

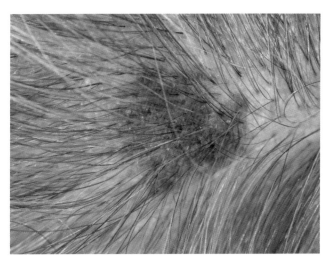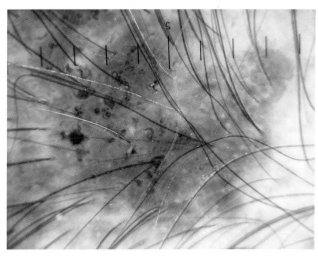

一个头皮上疣状的色素性斑片，皮肤镜显示：粉刺样开口、粟粒样囊肿及脑回状模式

小贴示： 当临床和皮肤镜不能确诊为良性皮损时应考虑活检。

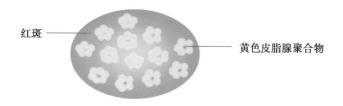

红斑 —————   ————— 黄色皮脂腺聚合物

这种先天性的错构瘤的临床及皮肤镜表现是多样化的。

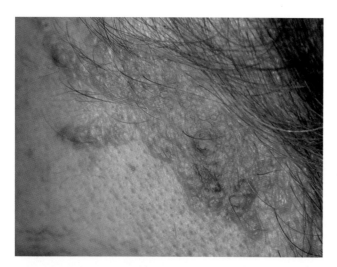

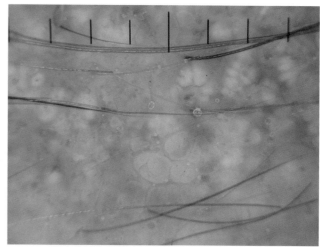

在前额侧面的一个橘红色疣状斑块，皮肤镜显示皮脂腺痣的典型特点：背景为红斑的黄色皮脂腺聚合物——在疣状成分中可见鹅卵石样特征

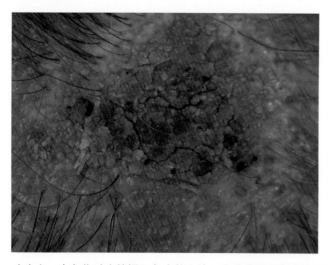

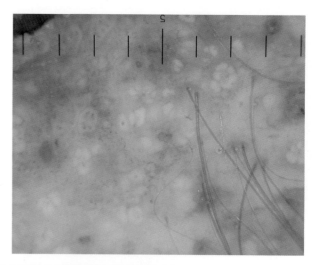

头皮上一个角化过度的橘红色疣状斑块，皮肤镜显示斑块的边缘为背景为红斑的黄色皮脂腺聚合物

小贴士：当临床和皮肤镜不能确诊为良性皮损时应考虑活检。

黏膜黑变病

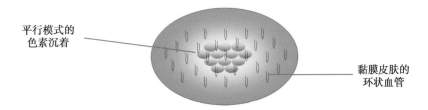

平行模式的
色素沉着

黏膜皮肤的
环状血管

唇部的黑素细胞斑片经常可见平行模式的色素沉着。

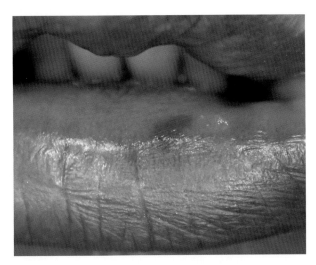
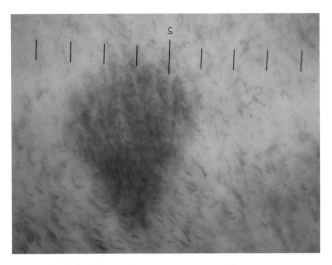

在下唇一个局限性色素性斑片，皮肤镜显示平行模式的色素沉着及环状黏膜血管

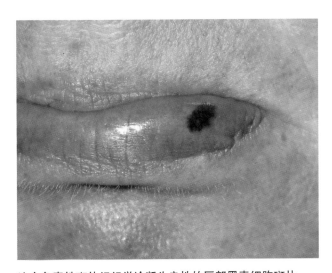
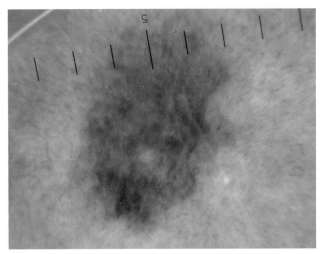

这个色素性斑片组织学诊断为良性的唇部黑素细胞斑片

Mannone F，De Giorgi V，Cattaneo A，Massi D，De Magnis A，Carli P.Dermoscopic features of mucosal melanosis.Dermatol Surg 2004；30（8）：1118–23.

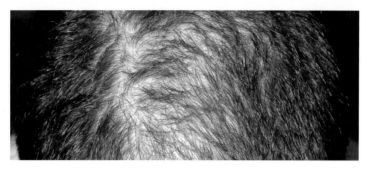

雄激素性脱发，Norwood-Hamilton 分类Ⅳ型

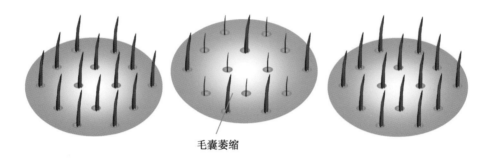

毛囊萎缩

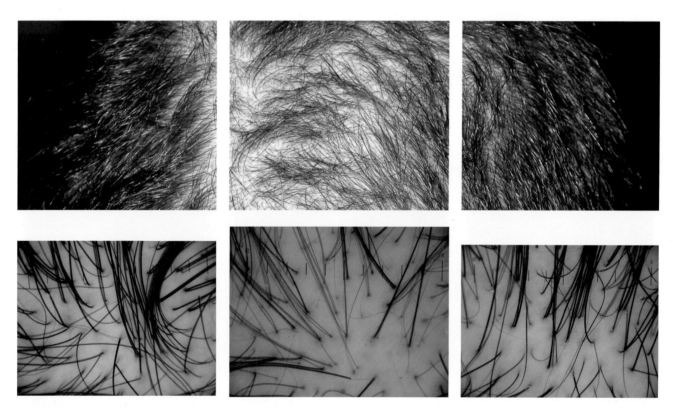

皮肤镜显示：头顶及颞部相同的毛囊密度，头顶的毛囊大小持续变小

小贴士：这种快速皮肤镜评估有助于将雄激素性脱发与其他非瘢痕性脱发如休止期脱发相鉴别。

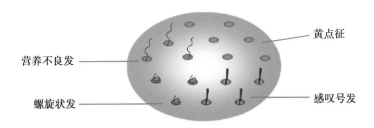

黄点征

营养不良发

螺旋状发

感叹号发

在斑秃中可见多种皮肤镜表现，包括锥形或感叹号发、螺旋状发、营养不良发、断发及短羊皮纸样毛发，黄点征与角蛋白填充于扩张的毛囊有关。

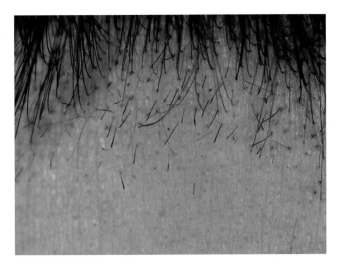
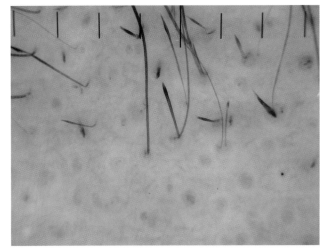

一个边界清楚的非瘢痕性脱发：皮肤镜下可见多个感叹号发、断发、营养不良发及黄点征

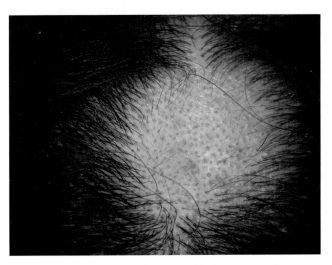
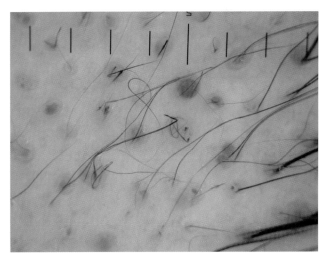

在头顶部位的一片斑秃：皮肤镜显示多种特点：螺旋状发、营养不良发及黄点征

Inui S, Nakajima T, Nakagawa K, Itami S.Clinical significance of dermoscopy in alopecia areata：analysis of 300 cases.Int J Dermatol 2008；47（7）：688-93.

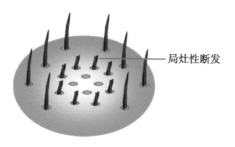

局灶性断发

脱发可能是因为头皮物理性创伤导致缺失或断裂。

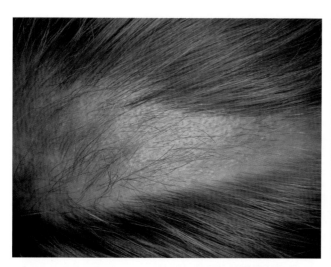

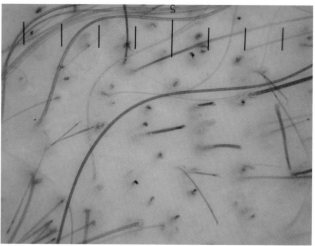

不规则的非瘢痕性脱发：皮肤镜下这例拔毛癣患者可见多个断发及同一毛囊不同长度的毛发

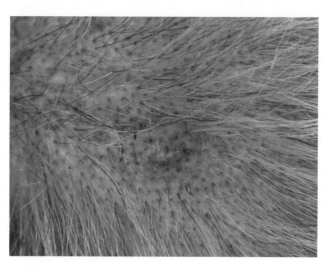

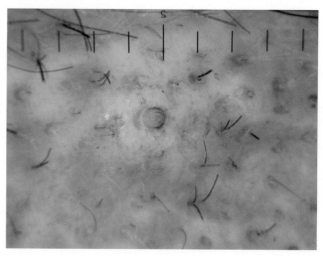

头皮结节性痒疹（pickers nodule）上的脱发区，皮肤镜下可见局灶性的断发

Abraham LS，Torres FN，Azulay-Abulafia L.Dermoscopic clues to distinguish trichotillomania from patchy alopecia areata.An Bras Dermatol 2010；85（5）：723-6.

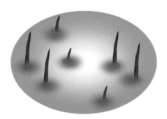

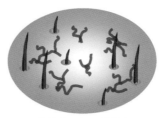

毛囊周围红斑，
缺乏毛囊单位

背景为毛细血管扩张，
缺乏毛囊单位

毛发扁平苔藓与前额纤维性脱发临床表现、皮肤镜及组织学特点相似。皮肤镜可能有助于鉴别疾病的活动度，并鉴别与使用激素治疗相关的征象。

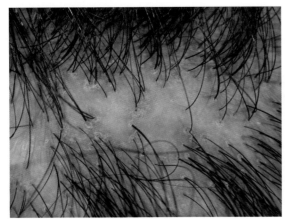

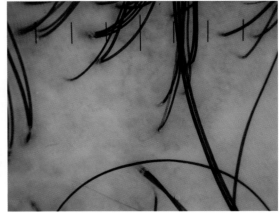

临床上炎症活动期出现瘢痕性脱发：皮肤镜下可见缺乏毛囊单位证实了瘢痕及毛囊周围炎症

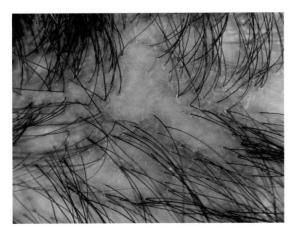

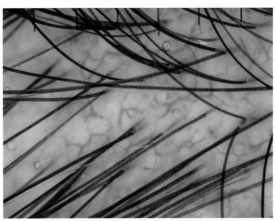

长期的瘢痕性脱发，局部使用强效激素治疗。可见背景范围较大的红斑，与激素引起的毛细血管扩张有关

Duque-Estrada B，Tamler C，Sodré CT，Barcaui CB，Pereira FB.Dermoscopy patterns of cicatricial alopecia resulting from discoid lupus erythematosus and lichen planopilaris.An Bras Dermatol 2010；85（2）：179-83.

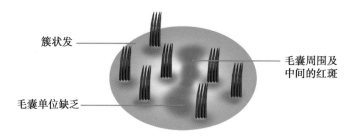

簇状发 —— 毛囊周围及中间的红斑

毛囊单位缺乏 ——

与瘢痕相关的头皮急性炎症可能由多种原因导致，包括簇状毛囊炎、秃发性毛囊炎及蜂窝织炎。一个常见的临床特点就是多根毛发从一个毛囊口长出。炎症既可能在毛囊周围，也可能在毛囊内。

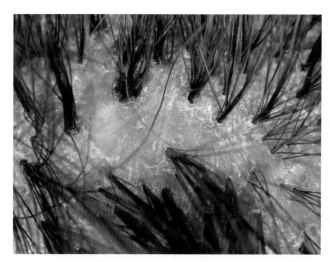

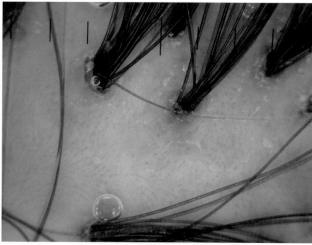

临床上活动期炎症及簇状发的瘢痕性脱发：皮肤镜下毛囊单位的缺失证实了瘢痕的形成，炎症既可能在毛囊周围也可能在毛囊内

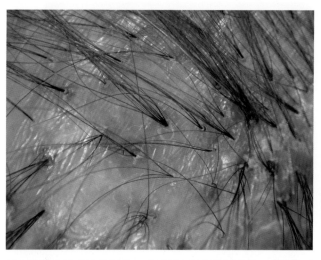

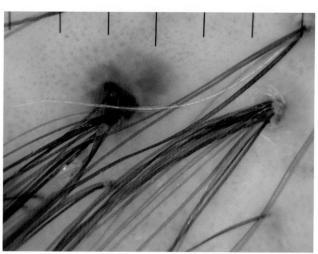

具有簇状发的瘢痕性脱发，皮肤镜下可见更严重的毛囊周围炎

Baroni A, Romano F.Tufted hair folliculitis in a patient affected by pachydermoperiostosis: case report and videodermoscopic features.Skinmed 2011; 9（3）: 186-8.

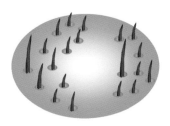

假性斑秃是由多种炎症状态引起的终末期瘢痕形成。典型的皮肤镜显示毛囊单位的缺乏及炎症。

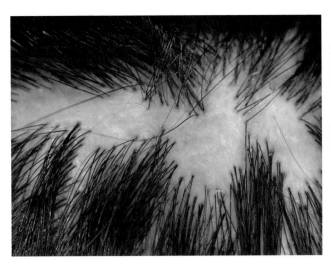

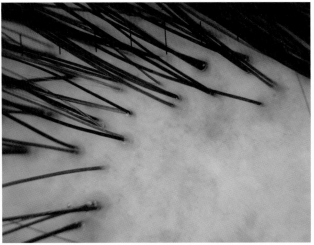

一个不规则形状的瘢痕性脱发：皮肤镜下可见毛囊单位的缺失证实了瘢痕性脱发，炎症的缺乏符合终末期瘢痕性脱发的过程——假性斑秃

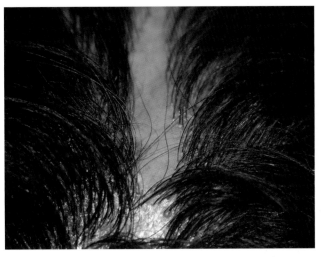

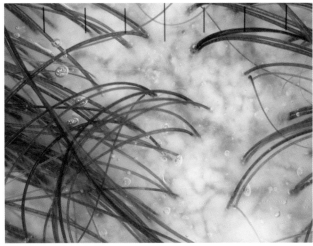

线状假性斑秃，左图显示因局部有瘙痒症状外用强效激素治疗，皮肤镜下显示激素引起的毛细血管扩张

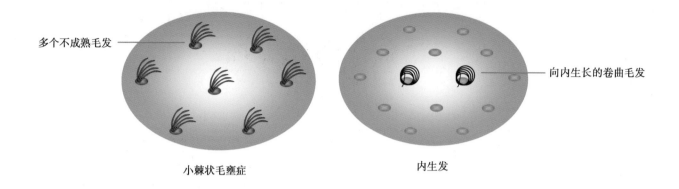

多个不成熟毛发

向内生长的卷曲毛发

小棘状毛壅症

内生发

小棘状毛壅症

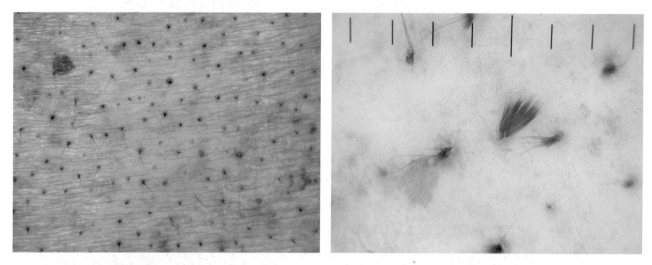

通过皮肤镜下可见多个不成熟毛发从一个毛囊生长出可以很容易地鉴别小棘状毛壅症的不明显的临床特点

内生发

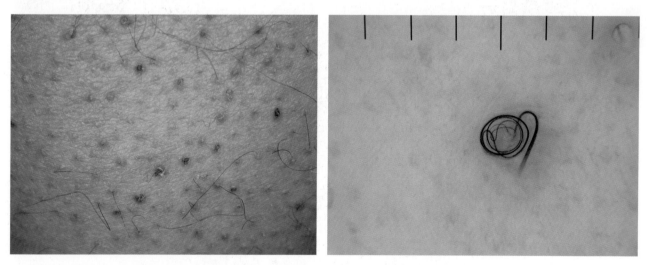

皮肤镜下的毛囊中心性角化及丘疹可以轻易地诊断内生性毛发

瘢痕性脱发：盘状红斑狼疮

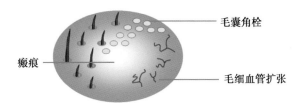

毛囊角栓

瘢痕

毛细血管扩张

头皮的盘状红斑狼疮为瘢痕性脱发，临床特点与其他淋巴细胞性的瘢痕性脱发相似。皮肤镜显示多种特点包括毛囊角栓、瘢痕性脱发、背景下毛细血管扩张及变化的血管。

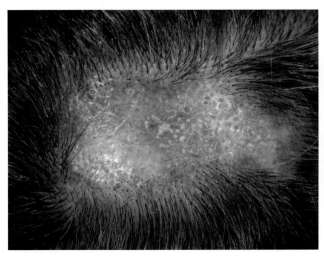

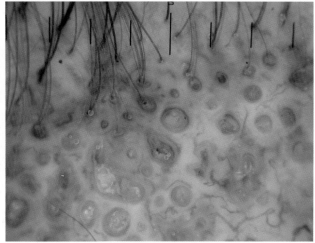

最近发生的炎症性头皮斑块：临床上表现为瘢痕性脱发、毛囊角栓及毛细血管扩张，皮肤镜可以更清楚地显示相似的特点

Duque-Estrada B，Tamler C，Sodré CT，Barcaui CB，Pereira FB.Dermoscopy patterns of cicatricial alopecia resulting from discoid lupus erthematosus and lichen planopilaris.An Bras Dermatol 2010；85（2）：179-83.

皮肤镜诊断图谱
Diagnostic
Dermoscopy
The Illustrated Guide

第6章　常见皮肤病

疥疮

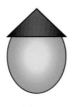 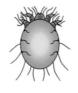 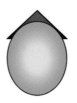

腹侧观　　　　　　　　　　　　　　背侧观

疥疮的临床确诊取决于疥虫的识别。既往通常使用针在隧道中获取虫体或者使用刀片刮取皮肤鳞屑，两种取材后均需使用载玻片在显微镜下观察。但通过皮肤镜，我们现在可以易于观察到体内疥虫的自然形态。虫体大小多达 0.3mm，鉴别诊断线索是发现口器和前肢形成的色素性三角。根据虫体的方向你可以看到完整的三角（腹侧观），或部分三角（背侧观）。

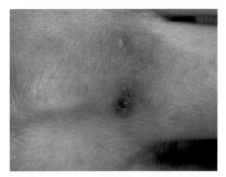 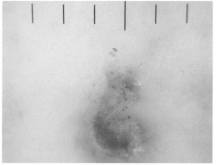

示指背部的一条炎性隧道：皮肤镜显示糜烂、炎症和隧道前方的一个小色素性三角形结构

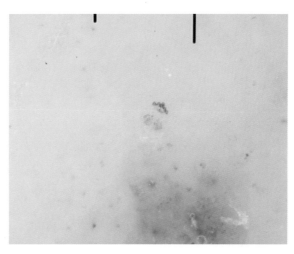

炎性隧道特写清晰可见疥虫，腹侧观，证实诊断：
1mm 标记参考

Prins C，Stucki L，French L，Saurat JH，Braun RP.Dermoscopy for the detection of sarcoptes scabei.Dermatology 2004;208（3）:241-3.

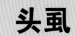

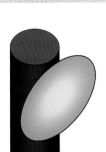

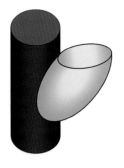

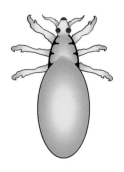

虱卵：虱卵黏附在毛干上　　　　虱卵巢：一旦虱孵化便形成空巢　　　虱子

头虱是常见且易诊断的疾病，皮肤镜易于鉴别出虱卵（虱卵黏附于毛干），也能评估治疗后虱卵的生命力；从而预测其疗效。

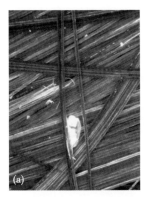

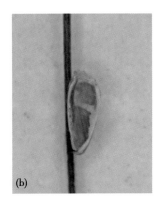

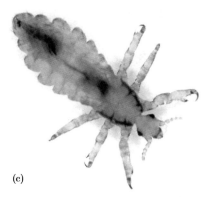

一位近期经过头虱治疗的患者母亲头皮上可见一个时间较久的虱卵（a）黏附在发干上，确认其中包裹一个死虱（b）更仔细的检查：皮肤镜下清晰可见活虱的解剖结构（c）

假虱卵

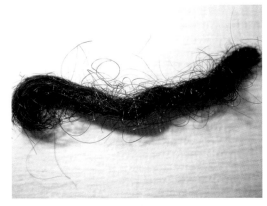

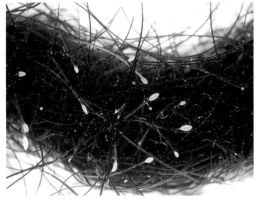

通过偏振光皮肤镜确诊了长发绺上休止期头发的"假虱卵"。经 Karger 皮肤病学允许使用

病毒疣：寻常疣

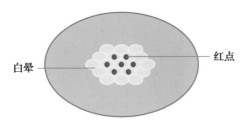

白晕 —————— ⬤⬤⬤ —————— 红点

病毒疣易通过皮肤镜与胼胝相鉴别，可见伴有中央红色／紫色小点的多个角化性白晕。这种特征同时出现时称为蛙卵样结构。红色小点常与微小出血有关，尤其疣体经过刺激之后。

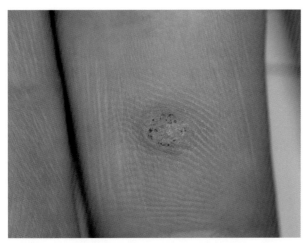 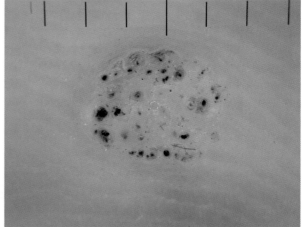

示指的角化性病毒疣：皮肤镜显示多个白晕伴有中央红色／紫色小点

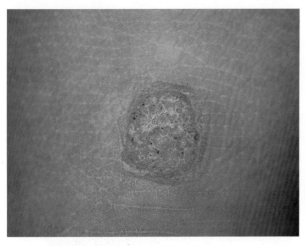 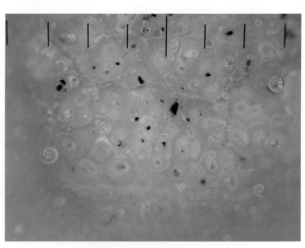

足跟部的角化性疣状结节   压力的改变可能更突出群聚的白晕内有血栓形成的血管

Kim HO，Bae JM，Kim YY，Lee WS，et al.Differential diagnosis of wart from callus and healed wart with aid of dermoscopy.Dermatology 2006;212:307

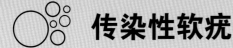

传染性软疣

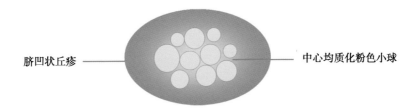

脐凹状丘疹 ——————— 中心均质化粉色小球

传染性软疣是一种常见儿童皮肤感染性疾病，以多个脐凹状肉色丘疹为特征。成人患传染性软疣时，皮损可能是孤立的、更大的，这更常见于那些免疫系统缺陷的患者。皮肤镜可见中心大的均质化粉色小球，伴曲线状血管。血管更常见于炎性皮损。

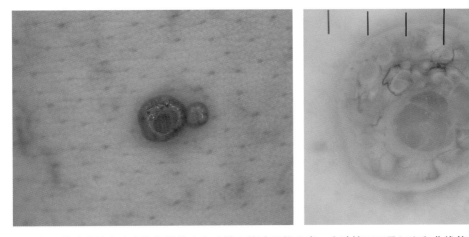

白种人女性（她的女儿有传染性软疣）手臂上的脐凹状丘疹：皮肤镜下可见红斑和曲线状血管，环绕着多个中心粉色的小球

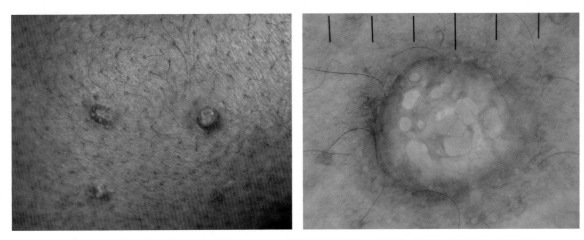

一位 HIV 阳性非洲女性患者有多个肉色脐状丘疹：皮肤镜显示均质化中心粉色小球和少量线状血管特征

Morales A，Puig S，Malvehy J，Zaballos P.Dermoscopy of molluscum contagiosum.Arch Dermatol 2005;141(12):1644.

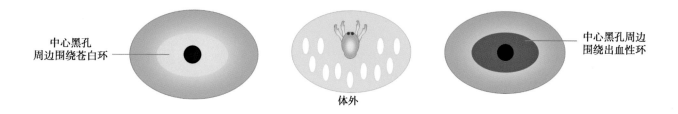

潜蚤病

中心黑孔
周边围绕苍白环

体外

中心黑孔周边
围绕出血性环

穿皮潜蚤感染可表现为一个伴有可见的中心黑色小孔的肢端丘疹。小孔周围的皮肤可能为肤色，如果为怀孕的蚤则会扩大，如果发生出血或感染，则会变得更为苍白或均匀的紫色。临床皮肤镜诊断可以将跳蚤完整取出在体外观察确认。

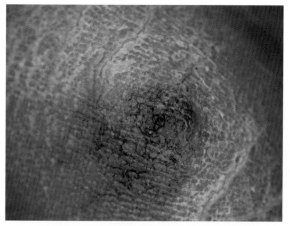
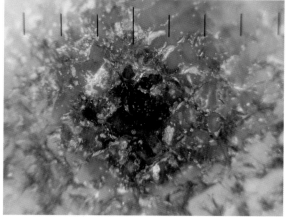

一名从肯尼亚海岸返回的度假者足跟处的伴疼痛的红斑性脓肿：皮肤镜显示中央黑孔，由于感染和出血周边呈紫色

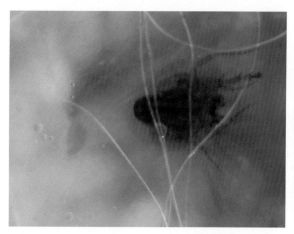
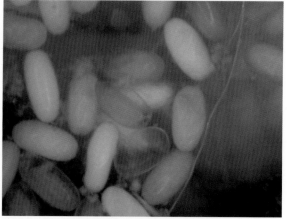

跳蚤的体外皮肤镜示其头胸部在膨胀的充满蚤卵的腹部的上方：近距离皮肤镜观察蚤卵显示出不同的发育阶段

Bauer J，Forschner A，Garbe C，Rocken M.Dermoscopy of tungiasis.Arch Dermatol 2004;140:761–3.
Dunn R，Asher R，Bowling，J.Dermoscopy:Ex vivo visualization of fleas head and bag of eggs confirms the diagnosis of Tungiasis.Australasian Journal of Dermatology.doi:10.1111/j.1440-0960.2011.00728.

银屑病 / 湿疹

炎症性皮肤病可能在临床表现和体征方面有相似之处。尽管皮肤镜不可能显示"诊断性"特征，但它可有助于缩小临床需要鉴别的炎症性疾病范围。点状和肾小球状血管是炎症性皮肤病主要的血管模式。

钱币状湿疹

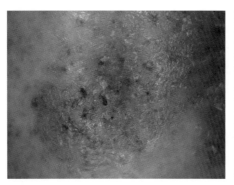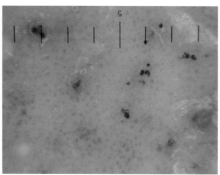

小腿上的一处湿疹斑块，皮肤镜下可见肾小球状血管

银屑病

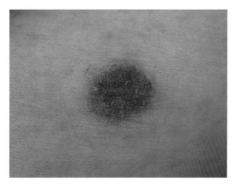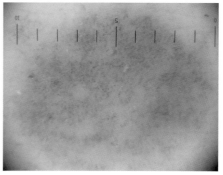

一个鳞屑很少的银屑病红斑块：皮肤镜示点状血管均匀分布于斑块上

慢性苔藓样糠疹

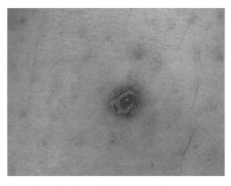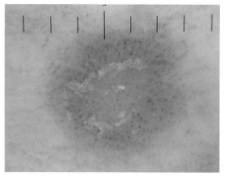

一处散在的慢性苔藓样糠疹皮损，中央有典型的云母状鳞屑：皮肤镜示点状血管均匀分布于皮损上，伴有中央角化过度

扁平苔藓

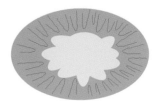

外周短细的毛细血管扩张

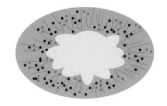

均质化粉色区域

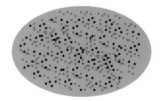

颗粒状灰蓝色素

扁平苔藓的临床表现有多种皮肤镜特征，这取决于炎症程度、炎症后色素沉着和苔藓样变的存在。扁平苔藓早期的主要血管模式为皮损边缘的短细的毛细血管扩张。

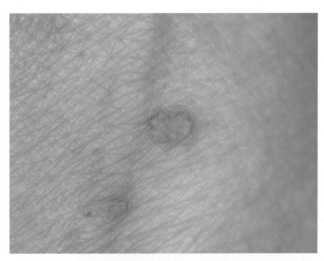

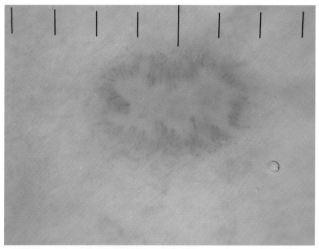

发生于日光反应性皮肤类型Ⅱ型患者的扁平苔藓，可见典型的苔藓样斑块，伴有 wickham 纹和外周红斑；皮肤镜下很容易看到外周边缘的短细的毛细血管扩张，包绕着中央粉色均质化区域

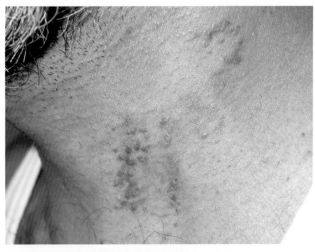

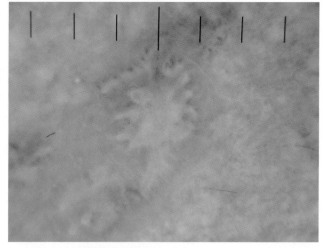

日光反应性皮肤类型Ⅳ型的扁平苔藓患者颈部的泛发性苔藓样斑块和丘疹；皮肤镜显示中央粉色均质化区域，蓝 / 灰色颗粒状色素沉着，对应于炎症后色素沉着的真皮乳头层色素

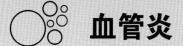
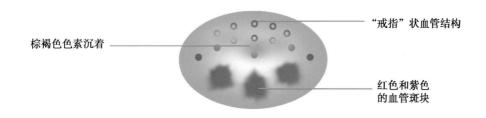

棕褐色色素沉着 —————— "戒指"状血管结构

红色和紫色
的血管斑块

累及血管的炎症可通过皮肤镜来观察。

淤积性病变

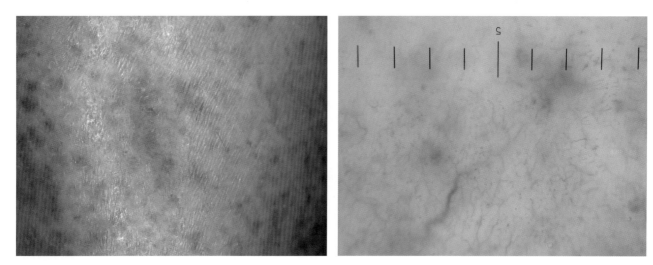

下肢的棕褐色色素斑：皮肤镜下，红斑性病灶由明显的血管引起，可见浅棕褐色色素沉着灶和毛细血管扩张的背景

毛细血管炎

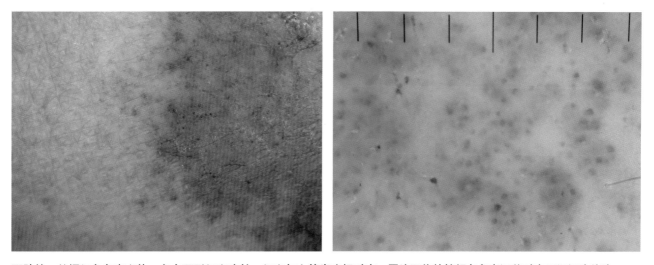

下肢的一处橘红色色素斑片：多个环形红斑病灶，红斑与血管炎症相对应，周边环绕的棕褐色色素沉着对应于红细胞外渗

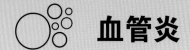

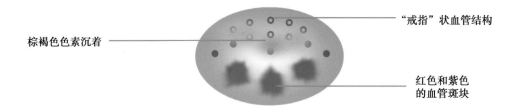

棕褐色色素沉着 —————————— "戒指"状血管结构

红色和紫色
的血管斑块

金黄色苔藓

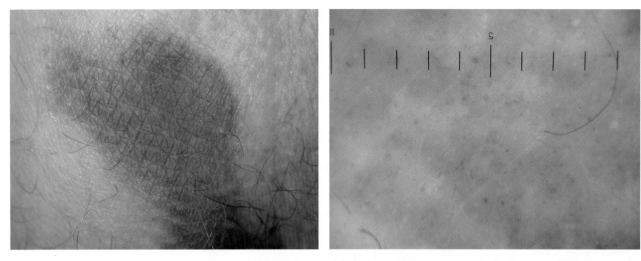

臀部局限性橘红色斑块：红斑性病灶不易确诊，而更明显的"金黄色"色素背景显而易见，是广泛的红细胞外渗所致的

脉管炎

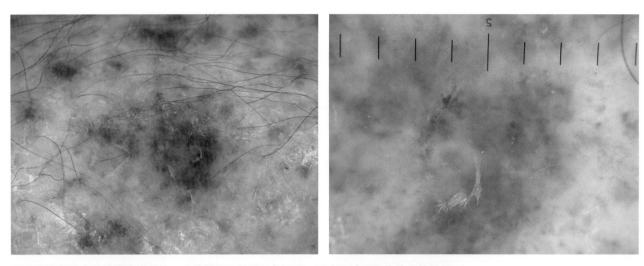

下肢脉管炎的广泛性紫癜样斑片：皮肤镜示不规则红色污斑，无序且缺乏具体的血管结构

炎症性疾病：皮肤肥大细胞增生症

以一种细胞浸润为特征的疾病可能缺乏皮疹的诊断学细节。这两例皮肤肥大细胞增生症所显示的特征说明皮肤镜特征的多变性。

色素性荨麻疹

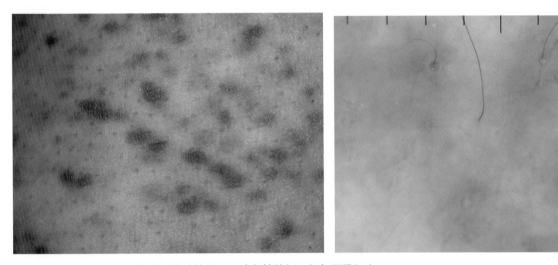

多个红斑／棕褐色斑片：此病例皮肤镜显示无诊断性特征，但仅可见红斑

持久性发疹性斑状毛细血管扩张

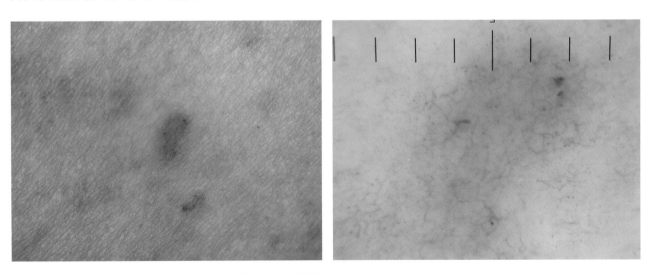

散在的红色斑片，皮肤镜示红斑背景下的局灶性的毛细血管扩张

肉芽肿性炎症

皮肤镜诊断图谱

肉芽肿性炎症可共有多种临床和组织病理学特征。

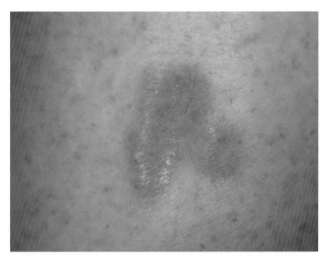 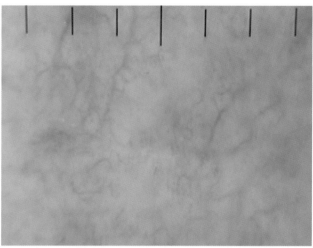

胫部早期类脂质性渐进坏死的单发的粉色斑块；皮肤镜下可见背景血管下的橘粉色着色

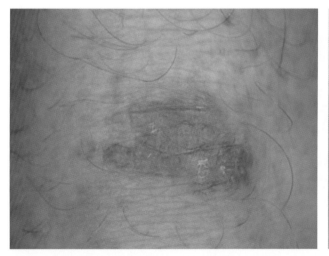 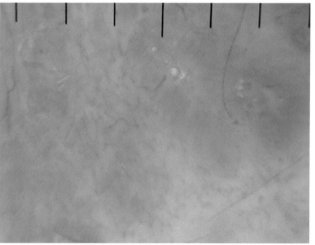

膝部有相同临床特征的皮肤结节病的单发的斑块，皮肤镜下可见模糊的线状血管和橘粉色着色

小贴示：两个病例说明了肉芽肿性皮肤病诊断的困难性和临床病史及组织病理的重要性。

甲皱襞毛细血管扩张

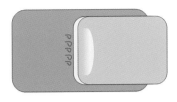

甲皱襞毛细血管扩张可见于一些结缔组织疾病：皮肤镜下易被发现，如下图皮肌炎和系统性硬皮病的病例所示。

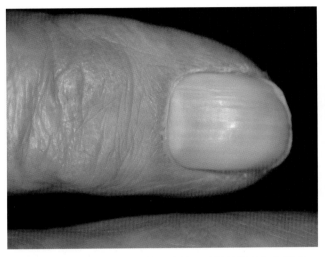 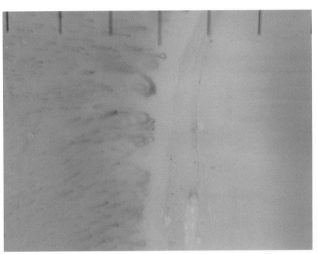

皮肤镜下可见一例皮肌炎患者扩张的近端甲皱襞毛细血管环

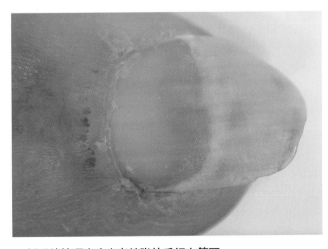 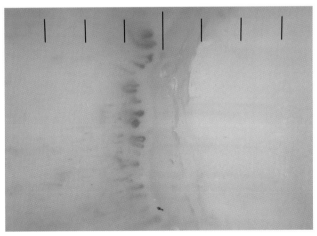

一例系统性硬皮病患者扩张的毛细血管环

小贴示：正常甲一般少见或无毛细血管环。

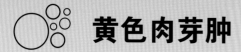
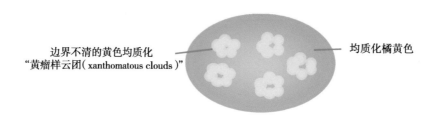

边界不清的黄色均质化
"黄瘤样云团（xanthomatous clouds）"　　　　　均质化橘黄色

在皮肤镜下，幼年黄色肉芽肿出现这两种诊断特征。肉芽肿性炎症为非特异性，呈橘黄色；黄瘤成分表现为边界不清的均质化黄色"云团"。血管形态变化多端。

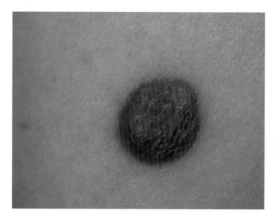
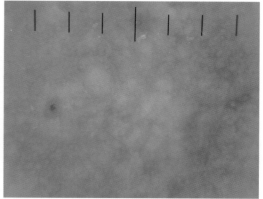

一处橘黄色结节，存在几个诊断特征：橘黄色背景，边界不清的黄色色素沉着

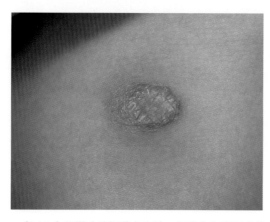
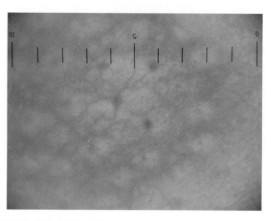

一名 12 个月男孩的橘黄色斑块：橘黄色色素沉着伴典型的"黄瘤样云团"

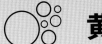

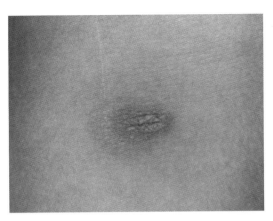
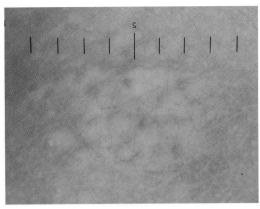

上面的同一个斑块 12 个月以后，消退期的幼年黄色肉芽肿有相似的临床和皮肤镜特征

Palmer A，Bowling J.Dermoscopic appearance of juvenile xanthogranuloma.Dermatology 2007;215(3):256-9.

皮肤镜诊断图谱

Diagnostic
Dermoscopy
The Illustrated Guide

虽然在临床实践中使用皮肤镜能提高鉴定皮疹的水平，但皮肤镜不能保证诊断准确率达到 100%。总是有一些类似于下面展示的皮疹可能会漏诊。

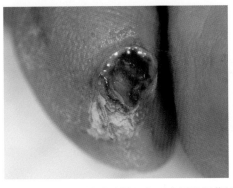 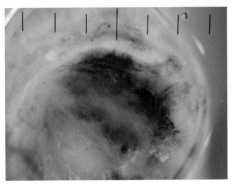

一处累及第五趾的溃疡性红色丘疹导致甲萎缩，怀疑为无色素性黑素瘤。皮肤镜未发现特异性血管特征，组织学证实是良性的化脓性肉芽肿

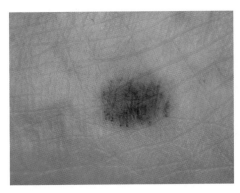 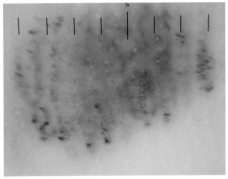

足背部一处逐渐增大的色素不均的斑疹：皮肤镜示主要位于汗腺开口周围的皮脊平行的色素沉着，怀疑为肢端雀斑样痣样黑素瘤。组织学证实为良性肢端痣

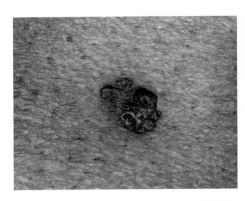 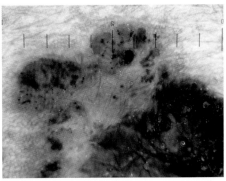

日光反应性皮肤Ⅴ型患者腹部一处可疑的色素沉着性斑块：皮肤镜示该色素沉着性脂溢性角化病的不规则点和小球，蓝白幕，以及粉刺样开口

Diagnostic Dermoscopy:The Illustrated Guide，First Edition.Jonathan Bowling.2012 Jonathan Bowling. Published 2012 by Blackwell Publishing Ltd.

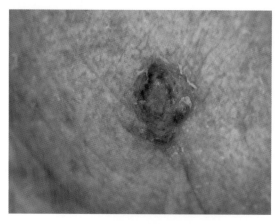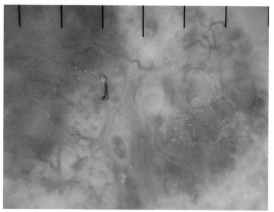

右面部一处逐渐增大的紫色结节：皮肤镜表现为紫色、腔隙、混合性血管和粉刺样开口。组织学证实为低分化鳞状细胞癌

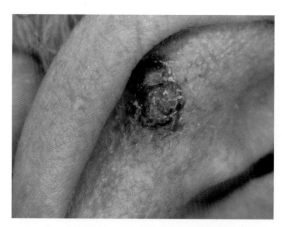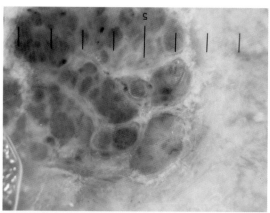

耳轮一处新发的紫色丘疹，临床酷似良性血管瘤。尽管经过皮肤镜仔细检查发现假腔隙模式伴每个腔隙内不同的色素沉着，但仍然很容易将黑素瘤漏诊。组织学证实为结节性黑素瘤，Breslow 厚度为 4.5mm

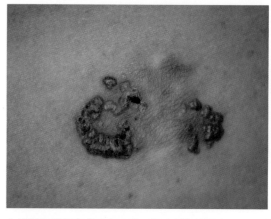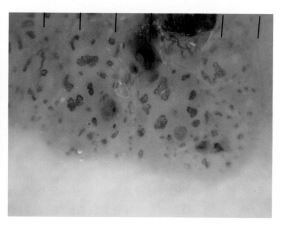

少见的多种颜色的腹部斑块，疑为黑素瘤退变：皮肤镜显示混合血管模式伴不规则线状、点状、环状、螺旋状、分枝状和肾小球状血管，伴有糜烂和溃疡及小灶性的点和小球。组织学证实是基底细胞癌

改善皮肤镜成像的 10 个要点

1. 清洁皮肤镜和相机镜头。
2. 确保皮肤镜和相机充分充电。
3. 调整相机到放大模式。
4. 将皮肤镜紧密接触皮肤以减少晃动（在新一代的 DermLite 延长踏板）。
5. 用界面耦合剂减少表面光散射，使用时要注意减少气泡。
6. 甲的成像要用超声胶。
7. 如果深部结构聚焦困难，可以去掉测微尺。
8. 对于大的皮损，需要用大视野的皮肤镜。
9. 调整水平和侧缘的压力。
10. 采集多张图片，保存最好的！

避免黑素瘤误诊的 10 个要点

1. 听患者诉说。
2. 脱掉患者衣服，检查的皮损数量尽可能多，而不是仅检查那些有意向的皮损。
3. 怀疑那些有变化或有症状的皮损。
4. 在高危患者要怀疑新发皮损。
5. 怀疑结节性皮损。
6. 怀疑离心性色素沉着的皮损。
7. 怀疑"丑小鸭"皮损。
8. 怀疑单发的粉色斑疹 / 丘疹 / 结节。
9. 怀疑退变的结构，尤其是不对称的。
10. 怀疑任何诊断可疑的皮损。

可靠的皮肤镜检查的关键点

什么样的患者需要临床检查？

1. 有黑素瘤危险因素的成人；个人或家族黑素瘤病史、多发性痣、白皙皮肤、多次日晒伤、既往患非黑素瘤皮肤癌。
2. 全身皮肤检查应作为标准的体检。
3. 记录所有相关的不典型或有变化皮损的临床和皮肤镜特征。

什么样的皮损需要用皮肤镜进一步检查？

理想状态下，检查尽可能多数量的皮损，尤其要注意以下情况：

1. 临床看起来像黑素瘤的皮损。
2. 患者主诉有变化的皮损（颜色、大小、形状、症状等）。
3. 临床上某一皮损与其他色素性皮损不同，如"丑小鸭"。
4. 临床上某一皮损仅在近距离观察时与其他色素性皮损不同，如"小红帽"征。

什么样的皮损需要切除或者紧密随访？

1. 高危患者有变化的色素性皮损。
2. 随访过程中皮肤镜下有明显变化的皮损。
3. 伴有蓝色和（或）白色的退行性结构的色素性皮损。
4. 绝不随访的可疑丘疹 / 结节性皮损。
5. 伴不对称外周球状边缘和不对称结构的黑素细胞性皮损。
6. 既往治疗过的区域内出现的可疑和（或）无色素皮损，或皮肤镜下模棱两可的皮损。
7. 局部色素沉着或无色素性的皮损，伴奶油红的球或出现不典型血管的区域。
8. 不典型蓝痣。
9. 所有斯皮茨样皮损。
10. 孤立性色素沉着的或不典型的"脂溢性角化病"（以除外脂溢性角化样的黑素瘤）。
11. 成人肢端黑素细胞性皮损，伴不典型临床和（或）皮肤镜特征（非典型模式）。
12. 出现不典型皮肤镜模式的皮肤纤维瘤。
13. 临床和（或）皮肤镜检查不能明确诊断的皮损。
14. 出现负性色素网的皮损。
15. 注意厚的肿瘤，因为这类肿瘤缺少皮肤镜标准。

Bowling J, Argenziano G, Azenha A, et al. Dermoscopy key points：recommendations from the International Dermoscopy Society. Dermatology 2007；214（1）：3-5

黑素细胞痣的标准

- 色素网
- 色素球
- 均质化色素沉着
- 平行模式
- 鹅卵石状模式
- 星爆状模式

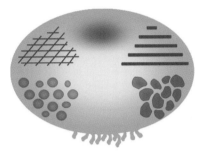

脂溢性角化病的标准

- 多个粟粒样囊肿
- 粉刺样开口
- 指纹样结构
- 裂隙 / 脊
- 虫蚀状边缘
- 清晰的边界

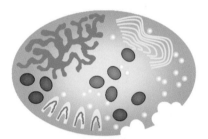

血管性皮损的标准

- 红色 / 蓝色 / 紫色腔隙
- 红色 / 黑色均质化区域

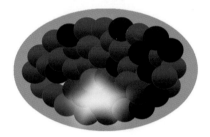

皮肤纤维瘤的标准

- 假性色素网
- 中央瘢痕样区域

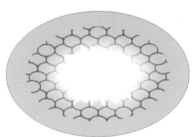

基底细胞癌的标准

- 分枝状血管
- 蓝 – 灰色点和球
- 蓝 – 灰色卵圆形巢
- 红斑
- 糜烂和溃疡

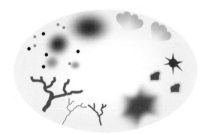

小贴士：如果病史可疑且不符合非黑素细胞性皮损的标准，或出现了黑素细胞性皮损的标准（任一个国家的指南所提到的），则考虑转诊 / 活检。

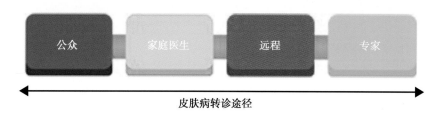

公众　家庭医生　远程　专家

皮肤病转诊途径

远程皮肤镜诊断最适合用于皮肤病区域转诊，由专家实施（通常是临床医生），对所覆盖区域的公众负有专业的责任。这提供了一套健全的管理架构，并在此基础上建立和提供服务。远程皮肤镜通过给转诊管理增加信息细节，从而提供了另一个层次的诊断可信度。已证实，在卫生保健机构，远程皮肤镜能增强皮肤癌的分类效率。对良性皮损的诊断更有信心，对恶性皮损的处置更加有效。重要的是远程皮肤镜提供了皮肤镜图像，突显了对皮损诊断的细节，对确诊更有帮助。

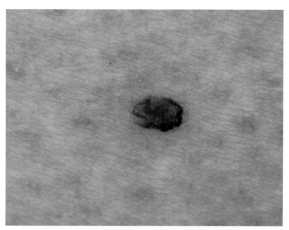
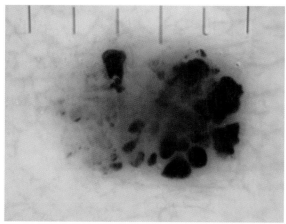

远程皮肤镜诊断这个新发的色素性皮损可能会把患者分配到门诊预约或手术；然而如果将皮肤镜图片和远程皮肤镜服务结合起来，更增加了诊断良性淋巴管瘤的可信度，可以避免门诊预约

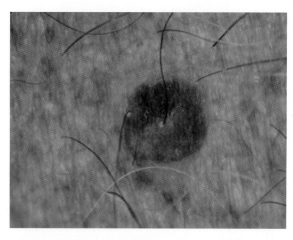
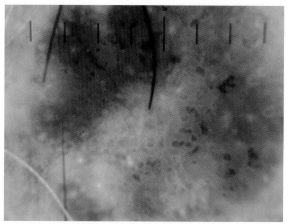

一名既往有黑素瘤病史的患者一处新发的色素性皮损转诊过来以求诊断：皮肤镜证实这一皮损是良性的，因为在该良性脂溢性角化病中出现了脑回状模式，将其整合到远程皮肤镜转诊系统可避免进一步的预约

这些例子说明了在传统的远程皮肤病图像基础上远程皮肤镜在皮损诊断的附加价值。用清晰可重现的皮肤镜特征可以对良性皮损进行高效诊断且更容易解释。

Moreno-Ramirez D，Ferrandiz L，Ruiz-de-Casas A，Nieto-Garcia A, et al.Economic evaluation of a store-and-forward teledermatology system for skin cancer patients.J Telemed Telecare 2009；15（1）：40-5.

希望这本书能够在患者管理的各个阶段提供帮助。包括参与新患者的评估过程中，还包括那些把图像提供给解释图像的人员。希望在寻找肿瘤诊断细节时能够改善对患者的管理，并提高皮肤癌诊疗的服务效率，同时获取快乐！

最终小贴士：诊断看细节！

皮肤镜诊断图谱

Diagnostic
Dermoscopy
The Illustrated Guide

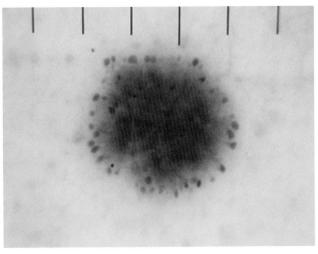

进展的痣

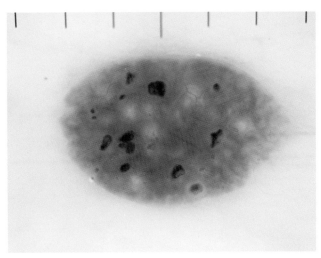

脂溢性角化病

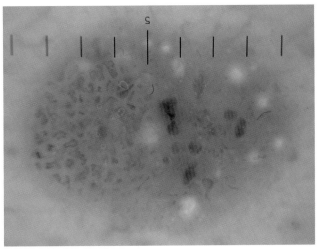

色素减退性脂溢性角化病

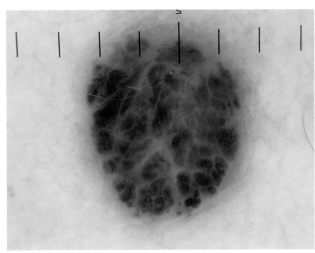

血管瘤

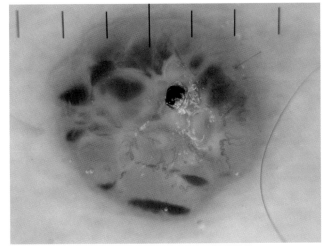

淋巴管瘤

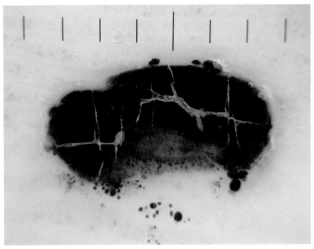

角质层下血肿

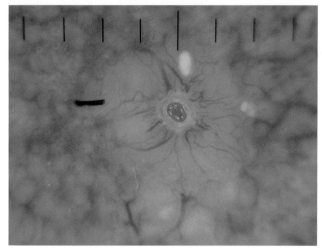

BCC：结节型

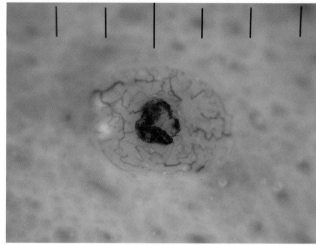

BCC：结节型

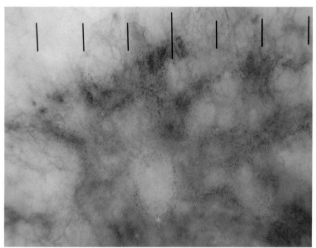

黑素瘤：广泛退变

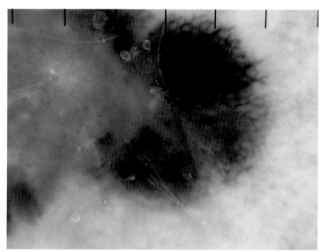

黑素瘤：蓝白幕和不典型网

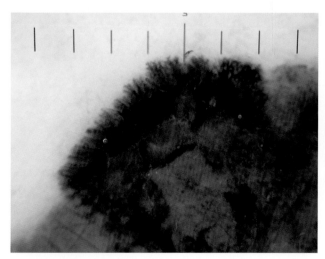

黑素瘤：条纹

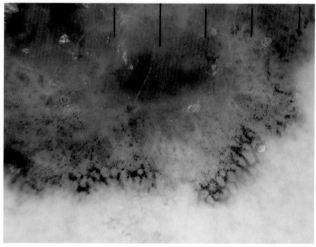

多种颜色的黑素瘤伴多种结构

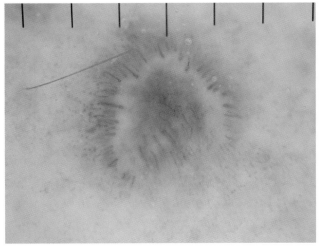

扁平苔藓

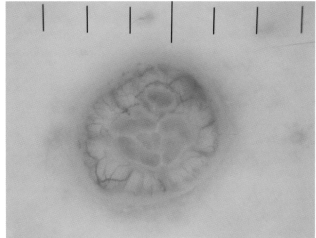

传染性软疣

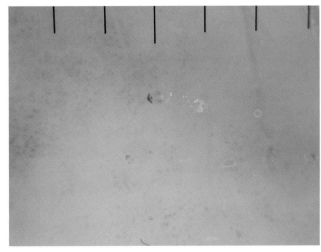

疥螨

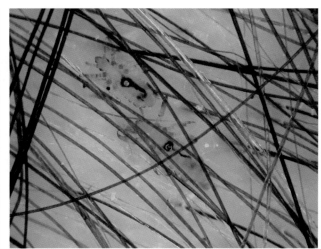

头虱 – 进食后

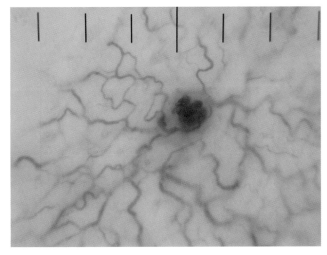

蜘蛛痣

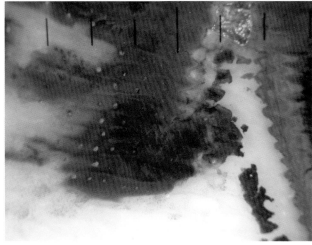

外源性色素：硝酸银

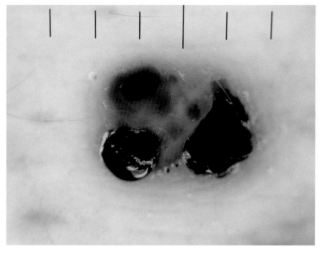

血管角皮瘤

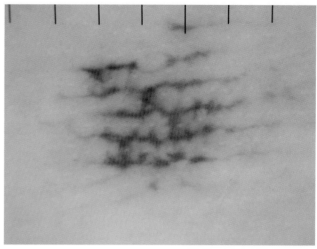

肢端色素痣：网格模式

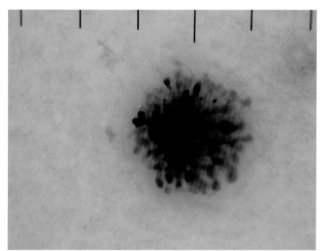

色素性斯皮茨痣

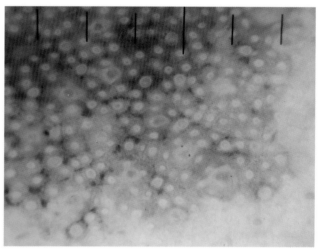

恶性雀斑样痣

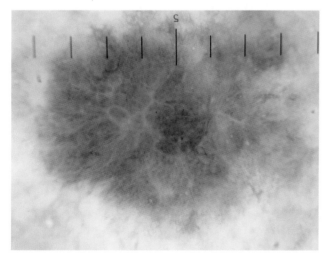

黑素瘤：蓝白幕

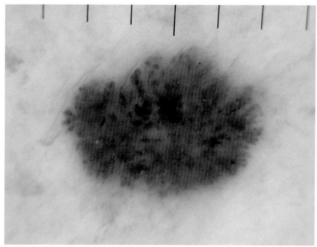

黑素瘤：小的色素

英中文名词对照

annular granular pattern 环状颗粒模式

arborizing blood vessels 分枝状血管

atypical pigmented network 不典型色素网

blue-white veil 蓝白幕

blue gray ovoid nest 蓝灰色卵圆巢

cerebriform pattern 脑回状模式

central scar-like area 中央瘢痕样区域

chrysalis structures 蝶蛹样结构

cobblestone morphology 鹅卵石状形态

coiled hairs 螺旋状发

comedo-like openings 粉刺样开口

comma vessels 逗号状血管

crown vessels 皇冠状血管

dermoscopy 皮肤镜学

dermoscopic morphology 皮肤镜形态学

dermoscopic structures 皮肤镜结构

eccentric pigmented 偏心性色素性

exclamation hair 感叹号发

fibrillar pattern 纤维状模式

fingerprint structures 指纹样结构

furrow pattern 皮沟模式

global features 整体特征

globular homogeneous 均质球状

glomerular vessels 肾小球状血管

hairpin vessels 发夹样血管

homogeneous 均质化

homogeneous pigmentation 均质化色素沉着

Hutchinson's sign 哈钦森征

irregular dots and globules 不规则点和球

irregular streaks and pigmentation 不规则条纹和色素沉着

lattice pattern 网格样模式

lacunes 腔隙

leaf-like areas 叶状区域

local features 局部特征

looped vessels 环状血管

milia-like cysts 粟粒样囊肿

moth-eaten border 虫蚀状边缘

multicomponent morphology 多元形态

multifocal reticular 多灶网状

nail fold capillary dilatation 甲襞毛细血管扩张

negative pigmented network 负性色素网

non-parallel pattern 非平行模式

parallel pattern 平行模式

parallel ridge pattern 皮嵴平行模式

Pigment blotches 色素性污斑

pigmented globules 色素球

pigmented network 色素网

pigmented pseudo-lacunes 色素性假性腔隙

pseudofollicular openings 假性毛囊性开口

pseudo-network 假性色素网

regression structures 退化结构

reticular pigmentation 网状色素沉着

'ring' like vascular structures 戒指状血管结构

rhomboidal structures 菱形结构

spoke wheel area 轮辐状区域

spoke wheel pigmentation 轮辐状色素沉着

starburst pattern 星爆状模式

string of pearls vessels 串珠样血管

xanthomatous clouds 黄瘤样云团